現代医療における

漢方薬

改訂第3版

● ● ● ● 監修 ● ● ● ●

日本生薬学会

南江堂

改訂第 3 版の序

　日本生薬学会監修の教科書『現代医療における漢方薬(改訂第 2 版)』は，薬学教育モデル・コアカリキュラムの改訂と第十七改正日本薬局方の公布に対応する形で 2016 年に上梓されました．幸い，本教科書は多くの薬学部における漢方教育に活用されてきましたが，改訂から 4 年が経ち，研究の進歩や日本薬局方の改正などへの対応が必要になったことから，本書を改訂することになりました．

　前回の改訂では，それまで薬学教育モデル・コアカリキュラムの中で生薬学・天然物化学と同じ「C7 自然が生み出す薬物」に置かれていた漢方が，モデル・コアカリキュラムの改訂で「E2 薬理・病態・薬物治療」の中に「医療の中の漢方薬」として組み入れられたことを踏まえて，実際の治療に用いられる漢方処方の解説に重点を置くことにしました．そして，個々の生薬の解説を大幅に縮小し，漢方薬の副作用や臨床現場での漢方薬の新しい使い方並びに漢方薬の服薬指導を追加しました．また，薬学部での漢方教育のコアとなる内容をカバーする教科書を目指し，改訂薬学教育モデル・コアカリキュラムの内容を 10〜12 回の講義で教えることを想定して内容を整理することで，薬学部における漢方教育で標準的に使える教科書となることを意図して編集しました．

　今回の改訂では，改訂第 2 版の構成は変えずに，日本薬局方の改正や医薬品添付文書の改訂，関連領域の研究の進歩などに対応した記述の変更を中心としました．また，漢方薬の使用が拡大する中で各種診療ガイドラインに記載された漢方薬の使われ方をアップデートするとともに，漢方薬とドーピングに関するコラムを加えました．本書は，薬学部における漢方教育で標準的に使える教科書となることを意図して編集されたものですが，漢方の基本テキストとして多くの方々に広く活用して頂ければ幸いです．

　最後に，本書の改訂作業をサポートして頂きました南江堂の皆様に心から感謝申し上げます．

2020 年 1 月

日本生薬学会
編集委員一同

初版の序

　1884年，明治政府はわが国の伝統医学であった漢方医学を放棄し，西洋医学一辺倒の教育を採用する決定を下した．しかし，時は移り，次第に漢方医学の有効性が再認識されるようになって，1976年には医療用漢方製剤が健康保険医療に導入された．高齢化社会到来によって疾病構造が変化した我が国で，QOLを踏まえた全人的医療に漢方医学が果たしている役割は決して少なくはない．現在，多くの医師が漢方薬を用い，すべての医学部で漢方医学の教育がなされるようになっているが，この流れは今後ますます大きなものとなることが予想される．

　また，薬学領域においても，薬剤師にとって漢方薬と漢方医学の教育が必要であることが，2002年のモデルコアカリキュラムに明記され，従来の生薬学や薬用植物学，天然物化学に加えて，さらに幅広い知識の習得が要求されるようになった．生薬や漢方薬が医療の現場で用いられる医薬品であるという立場からすれば，当然の帰結である．そこで，日本生薬学会では，薬学生にとって必要な漢方薬に関する入門教科書の必要性を強く認識し，ここに「現代医療における漢方薬」を編纂することになった．

　本書は，薬剤師が医療の現場で必要とされる漢方薬の知識の要点を，3篇に分けて解説したものである．すなわち，総論では，漢方医薬学の現状と歴史，漢方の医学理論，診断，治療の要点について解説し，漢方処方解説では，とかく断片的となりがちな処方の知識について，より理解を深め相互に関連づけて把握が出来るよう処方群にまとめて解説した．また，生薬各論では，漢方処方で繁用される生薬についての必要な知識をまとめ解説した．

　漢方薬による治療は，患者の病態把握と処方決定とが直結している，診断即治療の世界である．薬剤師が医療チームあるいは地域の現場で担う役割あるいは期待を考える時，漢方薬と漢方医学に精通することは，是非とも必要なことである．本書はこれから漢方薬を勉強しようとしている学生や薬剤師，その他の医療関係者に対する医療薬学的視点からの入門書であり，記された各項の知識が核となり，ステップアップして，諸兄が漢方薬を自家薬籠中のものとされることを期待している．

　最後に，執筆に当たられた先生方，編集にご協力いただいた南江堂の関係者に厚く感謝したい．

　2008年3月

編集委員　本多義昭

正山征洋

荻原幸夫

竹田忠紘

目　　次

4章　重要な漢方処方

漢方医学と漢方薬

1

はじめに——漢方を学ぶ必要性

　2002（平成 14）年度，医学部のモデル・コアカリキュラムに「和漢薬を概説できる」という項目（SBO）が新たに加えられ，すべての医学部において漢方に関する講義が行われるようになった．これに伴い漢方薬を使用する医師も増加しており，副作用問題や経済情勢の変化で一時落ち込んでいた漢方薬の使用量も着実に増加している．現在，医療用として 147 の漢方処方のエキス製剤に健康保険が適用されているが，このような漢方薬の浸透に伴い，漢方薬の日本薬局方への収載が第十五改正（2006 年度）から開始された．第十八改正日本薬局方（第一追補を含む）においては 39 種の漢方処方エキスが収載されており，今後さらに追加収載される予定である．また，漢方薬は，医療用としてだけではなく一般用医薬品（OTC 医薬品）としても広く用いられており，漢方薬の適切な使用に薬剤師の果たす役割は大きい．

　薬剤師教育の 6 年制への移行に伴い，6 年制薬学部の薬学教育モデル・コアカリキュラムの「C7 自然が生み出す薬物」の中に生薬学・天然物化学とともに「現代医療の中の生薬・漢方薬」が盛り込まれ，「現代医療で使用される生薬・漢方薬について理解するために，漢方医学の考え方，代表的な漢方処方の適用，薬効評価法についての基本的知識と技能を修得する（GIO）」ことになった．さらに，薬学教育モデル・コアカリキュラム（2013（平成 25）年度改訂版）では，漢方は「E2 薬理・病態・薬物治療」の中に「医療の中の漢方薬」として組み入れられ，薬物治療の 1 分野としてこれを学ぶこととなった．また，「F 薬学臨床」の中でも薬局製剤や一般用医薬品としての漢方製剤の知識が求められている．漢方では，独自の考え方によって病態を把握し，それに基づいて治療に用いる薬剤（漢方処方）を決定することから，漢方処方を正しく使用するためには漢方の考え方を理解する必要がある．

　漢方処方は生薬の組み合わせから成り立っていることから，薬物治療としての漢方を学ぶ基礎となるのは，個々の生薬に関する知識である．生薬にはさまざまな成分が含まれており，この多成分の生薬をさらに組み合わせることにより，漢方処方のさまざまな薬効が引き出されている．薬の専門家である薬剤師は，漢方処方を構成する個々の生薬を理解した上で，その組み合わせとしての処方の特徴・用途などを理解していることが重要である．

1. 漢方薬とは

　　漢方医学（漢方）は，古代中国に起源を持つ医療が日本に伝わり，日本で独自の発達を遂げて現在に至っている伝統医学体系であり（7. 漢方の歴史の節参照），**漢方薬**は漢方医学において治療に用いられる薬剤である．「漢方薬」は，一般には生薬を原料とした薬剤を指す用語として誤解されることも多いが，後述するように生薬は漢方医学に限らず民間療法や西洋医学でも用いられるため，この用語の使い方は誤りである．漢方医学では，漢方医学の考え方に基づいて決まった量の生薬を複数組み合わせたもの[*1]を薬物治療に用いる薬剤の単位として扱い，これを**「漢方処方」**あるいは単に「処方」と呼ぶ．漢方処方を患者が実際に服用する形態（剤形）には煎剤（湯剤），丸剤，散剤，外用剤などがあるが，漢方処方名にはたとえば「補中益気湯」，「牛車腎気丸」，「加味逍遙散」のように，その処方の本来の剤形を表す「湯」，「丸」，「散」などが含まれている．現在では漢方処方から製したエキス[*2]を製剤化した**漢方エキス製剤**が用いられることが多いが，この場合でももとの処方名がそのまま用いられていることがある．日本薬局方製剤総則のうち漢方処方に利用されているものには，煎剤，散剤，丸剤，エキス剤[*3]，軟膏剤がある．本書では，漢方処方ならびにそれを製剤化したもの（**漢方製剤**という）を含めた広い意味で「漢方薬」という用語を用いる．

　　[*1]甘草湯のように，例外的に1つ（単味）の生薬のみで構成される漢方処方もある．

　　[*2]エキスとは，抽出物のことを指す．生薬にはさまざまな化合物が含まれているが，多くの漢方薬では原料となる生薬を沸騰水で抽出（この操作を「煎じる」という）した後，生薬カスを除いて，沸騰水中に溶けてきた化合物のみを服用する煎剤（湯剤）という剤形をとることが多い．このような，固体である生薬から液体に溶け出した化合物の集合体を「エキス」と呼ぶ．エキスは抽出液に溶解した状態で得られ，水を留去することにより固形物となる．そのエキスを患者が服用しやすいように製剤化したものがエキス製剤である．

　　[*3]日本薬局方製剤総則に規定されたエキス剤には，砕くことができる固塊，粒状または粉末の乾燥エキス剤と，水あめ状の軟エキス剤がある．日本薬局方各条に収載されている漢方処方エキスでは，乾燥エキスの乾燥減量がおおむね10%前後，軟エキスの乾燥減量は66.7%以下である．

1）煎剤（湯剤）

　　調剤された切断生薬（刻み生薬）を煎じて服用するものである．通例1日量の生薬に水400～600 mLを加え，30分以上かけて熱し，水が蒸発して体積が半量となる火力と時間を目安として煎じ，温時，布ごしするが，薬効成分の溶出や分解などを考慮して特殊な抽出（煎出）が行われることもある．目的とする薬効を発現させるために，抽出方法を漢方処方ごとに，あるいは処方の薬効ごとに変えることもある[*4]．

　　[*4]麻黄湯などでは，まず麻黄のみを煎じてからほかの生薬を加えて煎じる．芒硝や阿膠はほかの生薬を煎じてこした後の煎液（湯液）に加えて溶かす．

2) 散剤・丸剤

　　煎じることによる有効成分の揮発や分解を防ぐために，生薬の粉末をそのまま混合した散剤，あるいは散剤に蜂蜜などの結合剤を混ぜて粒状に形成した丸剤も用いられる．代表的な散剤には，当帰芍薬散や五苓散，丸剤には八味地黄丸や六味丸がある．

3) エキス剤

　　エキス剤は，漢方処方の抽出液（煎剤）を濃縮・乾燥して得たエキスを製剤化したものであり，エキス剤を後述する剤形にさらに製剤化したものが「漢方エキス製剤」として用いられている．抽出液から水分を除く工程で，生薬に含まれる揮発性成分が揮散しやすいなどの欠点があるが，作業効率や品質管理の点ですぐれており，患者にとっても煎剤をつくる手間が省け，携帯や貯蔵が簡便であることなどの利点も多く，汎用されている．なお，本来丸剤または散剤とすべき漢方処方を煎出してエキス剤とした製剤は，当帰芍薬散料，八味地黄丸料といった「料」の字を処方名の後につけて呼ばれることがある．現在，医療用で使用されている漢方処方の多くはエキス剤であり[*5]，エキス剤をさらに製剤化した顆粒，細粒剤，カプセル剤，錠剤などいくつかの剤形が用いられている．一方，一般用漢方製剤では医療用に比べて剤形が多様で，前述した剤形のほか，患者のアドヒアランスを考えた経口液剤，シロップ剤，経口ゼリー剤，チュアブル錠なども開発されている．
　　　[*5] 例外として，丸剤（八味丸）と外用剤（紫雲膏）がある．

4) 軟膏剤

　　外用の漢方薬は少なく，一般用ならびに医療用漢方製剤として紫雲膏，一般用漢方製剤としてはその他に中黄膏などがある．

2. 漢方医学と西洋医学

　　漢方処方の特徴を考える場合，最初に漢方医学と西洋医学の違いを認識することが必要である．**表1-1** に漢方医学と西洋医学の主な相違点をあげた．
　　① 「病は気から」のことわざどおり，現在の複雑社会においては精神面での負担が多くなり，次第に病気を招き，また，病気を深みへと追い込むケースも少なくない．「心身一如」の見方であれば，身体的な薬と精神的な薬とに分けて投与する必要はなく，患者の身体に対する負担も少なくなる．医療経済学的にも漢方薬の経済性が高いことが示されてきている．
　　② 一般に西洋医学では，検査データに基づいて病名を診断し，病名の数だけ薬の種類が増える積み上げ加算方式をとる．このため処方された薬剤の相互作用や副作用について改めて考慮しなくてはならない．一方，漢方医学では，患者の自他覚的情報に基づいて病態全体を証としてとらえ，これに対応する薬剤が処方される．テーラーメード医療というこ

表 1-1　漢方医学と西洋医学の比較

	漢方医学	西洋医学
病気の原因 （①）	心身一如の思想 内因性を重視	外因性を重視
病態の診断方法（②）	証による診断（総合的）	各種検査により病名を診断 （各臓器を分析的に把握）
薬物の投与方法（②）	テーラーメード型	積み上げ加算方式
薬物 （③）	生薬そのまま	精製した純粋な化合物
薬物の作用 （③）	マイルド 副作用が少ない	強い 副作用が多い
適応範囲 （④, ⑤）	慢性病，健康維持，未病を治す	原因の明らかな急性病

ともできよう．

　③ヨーロッパにおいて，16世紀に「天然薬物の中には活性を担う本体がある」との考え方が広まり，活性のある化合物を取り出してこれを医薬品とする医療へと進展した．一方，漢方医学では，生薬を用いる方法が現在まで継承されている．数種の生薬が配合された漢方処方には，無数ともいえる化合物が混在している．しかし，多くの化合物を含むことが多様な薬効や少ない副作用の要因であることも解明されてきている．

　④高齢社会をむかえ，慢性病や食習慣にかかわるメタボリックシンドロームや多臓器にわたる疾患も多くなってきている．病気の原因は判明しても適切な治療薬がみつからない場面も多く，疾患が慢性化する．医療の現場では，これらに対応して漢方処方が投与されることも少なくない．

　⑤「未病を治す」という考え方がある．長い間実践されてきた予防的な効果が蓄積されている．実際に漢方処方が疾病の発病を抑えるという結果や，遺伝子の発現を抑制しているという実験結果も報告されている．このように，漢方薬の予防医学への貢献も期待される．

3.　現代医療の中の漢方薬

　上述のように，漢方は西洋医学とは異なった考え方に基づいた医学体系であり，原因のわからない病気や不定愁訴など，西洋医学が不得意とする領域での漢方の役割が注目されている．一方，すべての医学部で漢方に関する講義が取り入れられたことにより，一般の医師の漢方への関心が高まるとともに，漢方薬の有効性のエビデンスが蓄積されてきたこともあり，西洋医学的治療の中に漢方製剤が取り込まれるようになってきた．たとえば，手足や腹部が冷え，腹痛や腹部膨満感がある人に用いる大建中湯は，開腹手術後の腸閉塞（イレウス）の予防に使われるようになった．また，イリノテカンによる下痢や口内炎の軽減に半夏瀉心湯，パクリタキセルやオキサリプラチンによる薬物性の神経障害に牛車腎気丸，シスプラチンによる食欲不振に六君子湯というように，抗がん剤による副作用の軽減にも漢方処方が応用されている．さらに，かぜをこじらせて熱があり，痰や咳，鼻水の症状を訴えて受診すると，解熱薬，うがい薬や痰を抑える薬とともに，小青竜湯のエキス

剤を処方する医師もいる．このように，日本の現代医療において漢方は，西洋医学が不得意とする分野で活用されるとともに，西洋医学の中に取り込まれ，これを補うようにうまく活用されるようになってきている．

　また，高齢化社会の中で**セルフメディケーション**における漢方薬の役割も期待されており，最近では一般用医薬品の中にも，医療用と同じ成分量（いわゆる満量処方）の漢方処方のエキス製剤や，消費者が利用しやすいようにさまざまな工夫をした漢方製剤，さらには漢方処方を意識させない商品名など，消費者が漢方薬を選択しやすい環境づくりも進められている．一般用漢方製剤のほとんどは第2類医薬品であるが，本来漢方処方は，たとえば便秘といった症状のみではなく，服用する人の体質などを考慮して適切に選択するべきものであることから，薬剤師が漢方薬に対する正しい情報を患者に伝えることは非常に重要である．

　　〈参考〉
　　一般用医薬品の中には，漢方処方の製剤であるにもかかわらず漢方薬であることを意識させない名称の製品が増えてきている．肥満症に用いられる漢方処方に基づく一般用医薬品の例を**表 1-2** に示すが，処方によって適合する体質が異なることに注意する必要がある（各処方の詳細については第4章参照）．これらのほかにも，チクナイン，ハイビナール（辛夷清肺湯），コムロン，コムレケア（芍薬甘草湯）など，一見漢方薬とは無関係に思える製品の中にも，漢方処方に基づいた製品がある．
　　一方，一般に漢方処方と思われがちであるが，漢方とは無関係な製品も多い．家庭薬と呼ばれる実母散，奇応丸，龍角散などは，生薬の組み合わせからなる医薬品であるが，処方の創成者が独自の工夫でつくり上げたものであり，漢方と直接的な関係はない．また，現代中国で利用されている銀翹解毒片，冠心二号方，天王補心丹などのような中医学（p. 10 参照）に基づく薬剤は，中薬や中成薬（工業的に製剤化されたものを指すときの名称）と呼ばれ，これらも漢方薬とは明らかに別物である．このような生薬を含む製剤は，漢方製剤と区別して**生薬製剤**と呼ばれている．生薬を配合した家庭薬の中には，数百年の歴史を持つものから，明治から昭和の時代につくられた比較的新しい製品もあり，比較的新しい製品の中には，正露丸のように生薬と西洋薬（木クレオソート）を組み合わせたものもある．

表 1-2　肥満症に用いられる漢方処方に基づく一般用医薬品の例

処方	適合する体質（しばり）	商品名
防風通聖散	体力が充実して，腹部に皮下脂肪が多く，便秘がちなもの	アンラビリゴールド，エバユーススリム F，ココスリム，コッコアポ A，ナイシトール，ボーツーン N
大柴胡湯	体力が充実して，脇腹からみぞおちあたりにかけて苦しく，便秘の傾向があるもの	コッコアポ G，ダイサイン S，ビスラット ゴールド
防已黄耆湯	体力中等度以下で，疲れやすく，汗のかきやすい傾向があるもの	ウェルクス B，コッコアポ L，ハクスイトウ，ラクリア，ボーキット N，ロコフィット GL

4. 世界の中の漢方薬

　WHOは，各国にある伝統医学をより有効に利用していこうという活動を30年以上継続している．これは近代的な医療の普及が十分でない地域で，身近にある伝統医療をプライマリケアに活用しようとするものであるが，欧米においては，伝統医学を補完・代替医療，統合医療として取り入れようとする国も少なくない．東アジアでは，古代中国において成立した医学を源流とする伝統医学が，中国，韓国，ベトナム，日本などでそれぞれ独自の発展を遂げている．日本では5～18世紀，当時の先進医学であった中国から伝来した医学が正統な医学であった．16世紀にポルトガルから南蛮医学が，次いで17世紀はじめ頃にオランダから「蘭方」が伝わり，また従来の日本の経験医療を「和方」と称したことから，これらと区別して，江戸時代に「漢方」と称するようになった．現在の日本の漢方医学は中国から伝わった医学そのものではなく，それをもとにして日本において独自に発展したものである（あえて海外の伝統医学と区別するときに「日本漢方」と呼ばれる）．一方，当時の先進医学であった中国の医学は朝鮮半島にも導入され，そこで独自の発達を遂げている（韓国伝統医学）．これらは相互に関連するものの，異なった医学として現在に至っている．このような中で，最近中国が自国の伝統医学（Traditional Chinese Medicine：TCM，中国伝統医学/中医学）を国際標準化しようとする動きを，国際標準化機構 International Organization for Standardization（ISO）を舞台に展開している．日本の漢方は現代の中医学とは異なるものであるが，同じルーツを持ち，使用している生薬の多くが共通であることから，この国際標準化による日本の医療への影響が懸念される．

5. 漢方薬と民間薬，西洋薬

　漢方薬とは漢方医学で用いられる薬剤であることはすでに述べた．これに対して，現在の一般的な医学となっている西洋医学で用いる薬を西洋薬と呼び，合成や発酵で生産される化合物医薬品のほか，ワクチンや抗体医薬品なども含まれる．前述のように，漢方は独自の理論で病態をとらえ，病態の特徴から治療に使用すべき薬剤（漢方処方）を決定するという体系化された治療学であり，その根拠となる文書（出典）が存在する．漢方処方のほとんどは複数の生薬の組み合わせで構成されているが，これは複数の生薬を組み合わせることにより，より効果的に治療ができるように工夫されたものであり，その配合はおのおのの生薬の薬効（薬能）に基づいている．

　一方，生薬は漢方処方以外にも使われている．たとえば，ゲンノショウコは下痢止めに，センブリは苦味健胃薬として，キササゲは利尿薬として，ドクダミの生の葉は軽く火であぶって化膿止めとして使う．これらは単一の生薬を昔からの経験や知恵をもとに用いているもので，漢方医学のように理論的に体系化されたものではない．このような使い方を民間療法と呼び，そこで使う生薬を**民間薬**という．生薬の中には，オウバクのように漢方処方と民間薬の両方で使われる生薬もあるが，漢方処方と民間薬は使い方による区別であり，使う生薬の品質自体に差があるわけではない．日本薬局方には漢方処方に用いる生薬ばか

りではなく，民間薬や家庭薬として用いられる生薬も収載されており，医薬品としての規格が決められている．

6. 食と漢方薬 ・・・・

　食養生という言葉があるように，健康の維持・増進には食生活が非常に重要である．漢方には「未病を治す」という考え方がある．「**未病**」とは病気になりかけの状態，すなわち「健康」と「病気」の中間の状態といえ，「未病を治す」とは，この状態から病気に進む前に正常な状態に戻すことである．生薬の中には，ショウガ（生姜），サンショウ（山椒），トウガラシ（唐辛子）のような香辛料やナガイモ（山薬）などのように食品としても用いられるものがあり，これらは食欲を増進したり，栄養を補給したりすることにより弱った体を回復に導く効果がある．漢方処方は医薬品であり，それを構成する生薬の多くは医薬品としてのみ販売することができる．しかし，生薬の中には通常食品として用いられているもののほかにも，ニンジン（薬用人参），カンゾウ（甘草）などのように効能・効果を標ぼうしない限り食品として扱うことができるものがあり，これらを薬膳料理のような形で食生活の中に取り入れることにより，健康の維持・増進に役立てることができる．

　ある素材が医薬品とみなされるか食品としても利用できるか（**食薬区分**）は，「無承認無許可医薬品の指導取締りについて」（昭和46年6月1日付け薬発第476号厚生省薬務局長通知，随時改正，現行は平成31年3月22日改正薬生発0322第2号）により判断されており，その判断基準（「医薬品の範囲に関する基準」）の別添として「専ら医薬品として使用される成分本質（原材料）リスト」と「医薬品的効能効果を標ぼうしない限り医薬品と判断しない成分本質（原材料）リスト」が示されている．これらのリストは，厚生労働省がこれまでに判断したものの例示であり，「専ら医薬品として使用される成分本質（原材料）リスト」に掲載されているもの（**専ら医薬品**）は，医薬品としてしか販売できない．専ら医薬品には，① 毒性の強いアルカロイド，毒性タンパク等，その他毒劇薬指定成分に相当する成分を含む物，② 麻薬，向精神薬及び覚せい剤様作用がある物，③ 処方せん医薬品に相当する成分を含む物であって，保健衛生上の観点から医薬品として規制する必要がある物などが含まれる．なお，同一植物でも部位によって取り扱いが異なる物があり，例えば，クズの根（葛根）は専ら医薬品なのに対し同じ植物の花（葛花）や根から採れるデンプン（クズデンプン）は効能効果を標ぼうしない限り食品として販売できる．また，いずれのリストにも収載されていない原材料を含む製品を輸入販売または製造する事業者は，あらかじめ，厚生労働省に必要資料を提出して判断を求めることができる．

　食品は消費者が自由な意志によって口にするものであり，その選択は消費者に任されているが，医薬品と違って食品に効能・効果を表示して販売することはできない[*6]．現在，さまざまなサプリメントやいわゆる健康食品が市販されており，その品質もさまざまである．イチョウ葉エキスのようにヨーロッパで医薬品として認可されているものが健康食品として販売されている一方で，錠剤状の健康食品の中には摂取しても崩壊せずそのまま排出されてしまうため，安全ではあるが効果も期待できないものもある．また，健康食品として販売されて健康被害を起こしたアマメシバや雪茶のように，伝統的に食品として利用

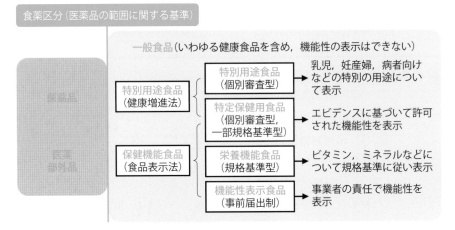

図1-1　医薬品と機能性の表示ができる食品

されていた材料でも，過剰摂取や加工法の違いによって健康被害を起こす場合もある．

　このような状況の中で，消費者が食生活の状況に応じた食品を選択できるような適切な情報の提供を目的として，食品の機能性の表示を可能とする**保健機能食品**制度がつくられ，**特定保健用食品**（トクホ）と**栄養機能食品**の2つに機能性を表示して販売することが認められた（**図1-1**）．**特定保健用食品**は身体の生理的機能などに影響を与える保健機能成分を含むもので，特定の保健の用途を表示して販売される食品である．この表示を行うためには，有効性や安全性などに関する科学的根拠についての審査を受け，消費者庁長官の許可を受けることが必要である．特定保健用食品の中には関与成分の有効性の個別審査により許可されるもののほかに，関与成分の疾病リスク低減効果が医学的・栄養学的に確立されている場合に認められる**疾病リスク低減表示**（カルシウムと葉酸）と，特定保健用食品としての許可実績が十分であるなど科学的根拠が蓄積されている関与成分について規格基準を定め，これに適合するか否かの審査を行い許可する**規格基準型**がある．さらに科学的根拠のレベルが限定的である**条件付き特定保健用食品**も認められているが，いずれの場合も，機能性の表示とともに「バランスのとれた食生活が重要である」旨の表示をすることが義務づけられている．一方，**栄養機能食品**は不足しがちな栄養成分の補給を目的とした食品であり，20種類の成分（ビタミン13種類，ミネラル6種類，脂肪酸1種類）について規格基準が定められている．対象となるのは容器包装に入れられた一般用の加工食品及び生鮮食品で，この規格基準に従っていれば許可を受けることなく表示できる．この場合，摂取目安量や食生活のバランスの重要性など，定められた事項を表示しなければならない．

　さらに，機能性をわかりやすく表示した商品の選択肢を増やし，消費者が商品の正しい情報を得て選択できるように，「機能性表示食品」の制度が作られた．**機能性表示食品**は，科学的根拠に基づいた機能性を事業者の責任で表示した食品であり，事前に安全性および機能性の根拠などに関する情報を消費者庁長官に届け出ることにより，個別の許可を受けることなく販売できる．ただし，商品パッケージへの記載には細かいルールが定められており，これに従う必要がある．また，事業者が届け出た情報は消費者庁のホームページで公開されており，消費者が参照できる．上述の特定保健用食品，栄養機能食品，機能性表

示食品は，食品表示法上の**保健機能食品**に相当するが，これら以外に機能性の表示ができる食品に，健康増進法で定められた**特別用途食品**（狭義）がある．特別用途食品は，乳児の発育や，妊産婦，授乳婦，病者などの健康の保持・回復などに適するという特別の用途について表示を行うもので，表示するには消費者長長官の許可が必要である．現在許可されている特別用途食品には，低タンパク質食品やアレルゲン除去食品などの病者用食品，乳児用調製粉乳，えん下困難者用食品などがある．なお，特定保健用食品は，健康増進法では特別用途食品（広義）の１つとされている．

ドーピング

　ドーピング検査は，スポーツにおいて禁止されている物質や方法によって競技能力を高め意図的に自分だけが有意に立ち勝利を得ようとする行為や，薬物の誤用・乱用を防止する目的で，競技選手から尿や血液を採取し，世界アンチドーピング機構（WADA）公認検査機関で実施される．WADA は 1999 年に設立され，日本でドーピング検査が本格的に実施されたのは 1985 年の神戸ユニバーシアード大会が最初だが，2003 年からは国民体育大会へもドーピング・コントロールが導入され，2018 年には日本で初のアンチ・ドーピングの推進に関する法律「スポーツにおけるドーピングの防止活動の推進に関する法律」が施行された．禁止物質は，世界アンチ・ドーピング規程に付随する禁止表国際基準（The Prohibited List）に「常に禁止される物質と方法（競技会（時）および競技会外）」と「競技会（時）に禁止される物質と方法」に分類・リストアップされており，少なくとも１年に１回更新されることになっている（毎年１月１日）．生薬の成分中には，禁止物質リストや監視プログラム対象物質に収載されているものもあるため，特に，競技選手に対する医療においては，ドーピングに対する配慮が必須である．

　これらの情報は「薬剤師のためのアンチ・ドーピングガイドブック 2019 年版」（日本薬剤師会）にもまとめられている．この中で禁止物質としてリストアップされている生薬としては，阿片成分のアヘンアルカロイド，大麻成分のカンナビノイド類，コカ葉成分のコカイン以外に，「常に禁止される物質」として，海狗腎・麝香・鹿茸などの動物生薬に含まれるテストステロン関連物質，附子・丁字・細辛・呉茱萸・南天実・イボツヅラフジ成分のヒゲナミン（ノルコクラウリン）が，また「競技会検査で禁止される物質」として，麻黄に含まれるエフェドリンアルカロイド（エフェドリン，メチルエフェドリン，プソイドエフェドリン），ホミカ（馬銭子）のストリキニーネがリストアップされている．

　特に，市販の総合感冒薬やアレルギー用薬にはエフェドリンアルカロイドが，胃炎・胃潰瘍の薬にはストリキニーネが配合されている製品が多い．また，滋養強壮保健薬には男性ホルモンやストリキニーネなどを含むものがある．繁用漢方処方においても，葛根湯，小青竜湯，防風通聖散，小柴胡湯，真武湯，八味地黄丸など，麻黄，附子，細辛などを含有する処方が数多くあるので，構成生薬をしっかり頭に入れておく必要がある．過去に生薬配合のかぜ薬を服用してドーピング陽性となった事例もあり，最近では保健薬やサプリメントの使用によるドーピング禁止違反も多いので，スポーツ選手に漢方薬を処方あるいは販売する場合には，特に注意を要する．

　なお，チーズ類，魚加工品，ワイン，キャベツ，ココア，ビールなど多様な食品に含まれているフェネチルアミンも興奮薬として禁止されているが，これらを通常の食生活の範囲（推定平均摂取量は 0.05 μg/ 人 / 日）で消費しても違反にならないとされている．同様に，丁字は香辛料のクローブとしても知られ，カレーライスや肉料理，菓子，ウスターソースなどの調味料，嗜好性飲料など非常に幅広く利用されており，日本でも年間 300 トン以上消費しているが，これらの食品を一般的な食生活で摂取しても，違反にはならないと考えられる．また，あんぱんや焼き菓子に用いられるケシの実中のモルヒネ，コデインの最大量はそれぞれ

33μg/g, 14μg/g と推定されている. なお, 半夏中にエフェドリンが含まれているとした論文が過去に一報あるが, その収量は 1.7μg/g と極微量（麻黄中のエフェドリンアルカロイド含量は 0.7%以上）である. また, 半夏からはエフェドリンは検出できなかったという研究報告もあり, 半夏を含有する漢方処方を服用することでドーピング違反になる可能性はほとんどないといえる.

7. 漢方の歴史

1) 中国伝統医学の沿革

中国では, 文明が興って以来, 多くの医薬経験・知識が集積され, 漢（前202〜後220年）の時代, 医薬学の基盤は体系化された. この時代に編纂された『黄帝内経』（『素問』と『霊枢』）, 『神農本草経』, 『傷寒雑病論』（『傷寒論』と『金匱要略』）は, 漢の三大医学古典と称されている.

『黄帝内経』には, 陰陽説・五行説という中国独自の哲学思想を基盤に, 生理・病理・衛生・診断・治療・鍼灸術などの基礎および臨床医学が詳しく論じられている.

『神農本草経』は中国最古の本草書である（p. 13 参照）.

『傷寒雑病論』は『張仲景方』ともいい, 3世紀のはじめに張仲景が著した書とされている. 現在では『傷寒論』と『金匱要略』の2書に分けて伝えられ, 『傷寒論』には傷寒と呼ばれる急性熱性病の治療法が, 『金匱要略』には慢性病や雑病の治療法が記されている. これらの治療には生薬を組み合わせた処方が用いられ, 漢方処方学の典範として, 日中ともに最大級の評価が与えられている.

魏晋南北朝（220〜580年）, 隋唐（581〜901年）の時代にも数多くの医書が著された. 唐代の代表的医書には『肘後備急方』や『千金方』, 『外台秘要方』などがある.

宋代（960〜1279年）には『太平聖恵方』, 『和剤局方』といった医学書・処方集があり, とくに『和剤局方』には今日でもよく用いられる漢方処方が収載されている.

金元代（1115〜1368年）には革新的な医学理論の展開運動がなされ, 劉完素, 張子和, 李東垣, 朱丹渓の金元四大家に代表される金元医学が登場した. たとえば, 防風通聖散は劉が, 補中益気湯は李が, 滋陰降火湯は朱が創製した処方である. 金元時代の医学理論は後代に引き継がれ, 近代中国医学理論の基盤を形成した.

明清代にも金元時代の流れを受けた医書が多く世に出た. 明代の医書には, 日本の医学に大きな影響を与えた『万病回春』などがある. 清代には温病学という新しい医学理論も展開された.

中華民国を経て中華人民共和国が成立（1949年）してから, 政府の指導で従来の伝統医学理論の整理・統合がはかられ, 簡略化されて, 形式的にまとまった体系がつくられた. 現在, **中医学**と称されるものがそれである.

2）日本漢方の沿革

　　日本における大陸文化の導入は，6世紀頃までは主に朝鮮半島経由で行われていた．7世紀以降，遣隋使，遣唐使による中国との正式交流開始に伴い，医学文化が直接，大量に輸入されるようになった．

　　平安時代（794〜1192年）には日本独自の文化意識が萌芽し，日本でも医学書が編纂されるようになった．984年には日本現存最古の医書『医心方』が完成した．

　　鎌倉時代（1192〜1333年）には新たに宋の医学書が伝えられ，従来の宮廷医による隋唐医学に代わり，禅宗の僧医たちが宋医学の担い手となった．

　　室町時代（1336〜1573年）には，明朝となった中国との交流が活発になり，明に留学し帰朝した医師たちが医学界をリードするようになった．

　　室町末期から安土桃山時代には曲直瀬道三が活躍した．道三は『啓迪集』をはじめとする多くの医書を著述し，後輩の啓蒙・育成に尽力した．道三の医学理論は明の医書を介するところの明医学によったものである．この曲直瀬流医学は，江戸前期に隆盛を極めた．この流派を，のちに興った古方派に対して後世方派（後世派）と称している．

　　17世紀後半，江戸中期以降の日本漢方界は『傷寒雑病論』を最大評価し，そこに医学の理想を求めようとする流派によって大勢が占められるようになった．この学派を古方派[*7]と呼んでいる．この古方派を代表する名医の1人である吉益東洞は，病気はすべて1つの毒に由来し，その毒の所在によって種々の病態が発現すると説いた（万病一毒説）．また，薬は毒，病も毒，毒をもって毒を制するのだと主張し，攻撃的な治療法を行った．さらに陰陽五行説など中国自然哲学の概念を否定し，『傷寒雑病論』の文章を割裂して『類聚方』（処方の解説書）や『薬徴』（薬物の解説書）を編述した．東洞の医学理論は大きな影響を及ぼし，日本漢方における証の概念，主義はこの時点で形成された．その跡を継いだ吉益南涯は，父の医説を修正し，気血水説（p. 24参照）によって病理と治療の説明を行った．

　　さらに，処方の有効性を第一義とし，臨床に役立つものなら各派の良所を享受するという医家たちも現れた．この学派を折衷派[*8]と称し，蘭学との折衷をはかった華岡青洲もその1人である．明治前期の漢方界において活躍した浅田宗伯もまた，折衷派に属する[*9]．

　　江戸後期には考証学派[*10]という学派も興り，漢方古典を文献学的・客観的に解明，整理した．

　　明治時代となってから，西洋化・富国強兵を目指す新政府は，漢方医学廃絶の方針を選択し，これによって漢方は極端に衰退した．しかし，ごく一部の人々によって民間レベルで伝えられた漢方は，昭和になって再び脚光を浴びるようになった．

　　戦前戦後を通じ，漢方に関する研究団体，教育機関が組織され，漢方復興の活動が精力的になされた．1967年には漢方エキス製剤が薬価基準に収載され，医療保険が適用された．今日では医師の約9割がなんらかのかたちで漢方処方を治療に用いたことがあるといわれている．

[*7]代表的古方派：名古屋玄医，後藤艮山，香川修庵，山脇東洋，吉益東洞，吉益南涯．
[*8]代表的折衷派：華岡青州，浅田宗伯，和田東郭，中神琴渓，原南陽．

*⁹宗伯の常用漢方処方の運用法を記した『勿誤薬室方函（ふつごやくしつほうかん）』と『勿誤薬室方函口訣（ふつごやくしつほうかんくけつ）』は，現代日本漢方で使用される処方の直接の出典となっている.

*¹⁰代表的考証学派：多紀元簡，多紀元堅，渋江抽斎，森立之.

漢方処方は逆スイッチ医薬品

　江戸時代までは漢方医学が日本の医学の主体であったが，明治政府が西洋医学をもって日本の医学とし，医制を制定して西洋医学に基づく医学教育とこれに基づく医師開業免許制度を樹立したことから，漢方医学は日本の医療制度から排斥されることになった．これによって漢方は一部の有志によって受け継がれることとなり，漢方薬の流通は薬剤師や薬種商の手によって続いてきた．1960年代に合成医薬品による副作用の問題が起こったのをきっかけに漢方が再び脚光を浴びるようになり，1970年代前半には，日本で用いられている漢方処方のうち一般用医薬品として流通させるのにふさわしいもの210処方について，その成分，用法・用量，効能・効果などの具体的な基準（一般用漢方処方210処方の承認審査内規）が公表され，これをまとめた『**一般用漢方処方の手引き**』が1975年に出版された．この基準は「一般用医薬品である漢方製剤を対象としているが，医療用医薬品もこの方針に準ずる」とされ，1976年には42処方の漢方処方エキス製剤が医療用として薬価基準に収載され，現在では医療用として147処方が利用可能である．なお，この内規はその後見直されて「**一般用漢方製剤承認基準**」（平成20年厚生労働省医薬食品局審査管理課長通知）となり，さらに処方の追加などの改訂が行われて，2012年8月30日改訂版には294処方が収載されている（この基準に対応する『**新一般用漢方処方の手引き**』が出版されている）．このように，漢方処方は，一般用から医療用へ逆スイッチされたかたちで日本の保健医療の中に取り入れられた．なお，医療用漢方処方エキス製剤では前述の承認基準に示されている1日量が用いられているが，一般用では1/2を下限としてこれを変更することが認められており，多くの製品で1/2あるいは2/3といった用量が用いられている．

　前述のように，漢方薬の流通には薬局の果たしてきた役割が大きく，現在でも薬局での漢方製剤の製造販売が行われている．薬局製造販売医薬品（**薬局製剤**）とは，「薬局開設者が当該薬局における設備及び備品をもって医薬品を製造し，その医薬品を当該薬局において販売する」ものであり，許可を受けることにより，製造販売承認医薬品423品目と承認不要医薬品9品目の製造が可能である．薬局製剤として認められている品目の中には216処方236品目の漢方処方が含まれており，漢方処方の煎剤などを薬局で製造・販売することができる.

8. 薬物書の古典

1) 中国の本草書——その特質

　古来，中国伝統医学では，薬物学のことを**本草学**といった．**本草書**とは，中国や日本などにおける伝統薬物に関する書物であり，その内容は広く天然薬物学，物産学，博物学を含んでいる．本草という語は『漢書』（1世紀）が初出で，薬物に草木由来のものが多いからという．

　紀元頃の成立とされる『神農本草経』では，薬物が薬効別の上品（120種）・中品（120種）・下品（125種）の3種に格付けされて収載されている．これを本草の三品分類といい，① 上品薬は養命薬（精神・肉体をともに養う）で，無毒で副作用がなく，長期服用・大量摂取してもよい．身体が軽快になり，元気を益し，老化防止・長寿作用がある．② 中品薬は養性薬（体力増進の滋養強壮薬）で，無毒・有毒のものがあるから注意して用いる．病気を予防し，虚弱な身体を強くする．③ 下品薬は治病薬（病気の治療薬）で，有毒であるから長期服用してはならない．邪気を駆除し，胸腹の病巣（しこり）を破壊する，と規定されている．このように『神農本草経』では，保健ないしは疾病予防的な薬物が上位に，治療薬が下位に置かれている．現代西洋医学でいう薬は下品の治病薬に相当するであろうが，『神農本草経』でいう望ましい薬は，より積極的な健康増進作用を持つ薬物を指す．また，素材の薬物には酸・鹹・甘・苦・辛の五味や寒・熱・温・涼の四気，有毒・無毒の分類があること（p. 35,「第3章 生薬の気味と薬能」参照），採取時期や乾燥方法，保存期間についても述べられ，修治あるいは炮炙などと呼ばれる薬効を調整するための加工法も述べられている．

　さらに，薬物の配合を重視することも述べられている．薬物には君・臣・佐・使の別（役目）があり，処方を構成するにあたっては，配合の割合に一定の規律があるという（p. 43,「第4章 1. 漢方処方における生薬の組み合わせ」の節参照）．さらに，2つの薬物を組み合わせると薬効が変化するという七情（単行・相須・相使・相反・相悪・相殺・相畏）と称する配合原則もある．相反・相悪は禁忌を意味する．丸・散・湯・酒漬・膏煎といった剤形の工夫も記載されており，これらの考えによって中国伝統医学では複合薬剤で行う処方学が発達した．

　『神農本草経』以後，梁代には『本草経集注』（500年頃，730種），唐代には『新修本草』（659年，830種），『証類本草』（1108年，1774種），明代には『本草綱目』（1590年，1892種）など多くの本草書が編纂された．

2) 日本の本草書

　日本への本草書の渡来は医書と同じく6世紀である．飛鳥時代には『本草経集注』，奈良時代には『新修本草』が伝来した．平安時代後期には『証類本草』が渡来し，鎌倉室町時代を通じて本草の典範とされた．江戸時代初期には『本草綱目』が輸入され，本草学の

基本文献としてはかり知れない影響を及ぼした*11.

　　　*11日本の本草：江戸時代の本草書には，『薬性能毒』(1608)，『閲甫 食 物本草』(1669
年)，『庖厨備用本草』(1671年)，『本草弁疑』(1681年)，『本 朝 食 鑑』(1692年)，
『広益本草大成』(1698年)，『大和本草』(1708年)，『用薬須知』(1726年)，『薬籠本
草』(1727年)，『一本堂薬選』(1738年)，『薬徴』(1771年)，『本草綱目啓蒙』(1805年)，
『古方薬品考』(1842年) などがある.

2. 漢方医学の基礎

1. 漢方医学における診断プロセスと「証」

1）証と症候群

現代医学では病名を診断し，病名に対して治療が行われるが，漢方医学では患者の状態全体から病態を把握し，治療を開始する．すなわち，病は１つの臓器のものではなく，体全体に影響を及ぼすものとして全人的に診断する．漢方医学における「証」とは，ある病態に対して出現する複数の症状を漢方独自の概念である虚実，陰陽，気血水，五行などによって総合的に把握した診断結果である．この点において，西洋医学の「症候群」という考えに類似している．しかし西洋医学の「症候群」は，診断すなわち病名の決定に際して重要な役割を果たすが，ただちに治療法の指示にまでつながるものではない．それに対して漢方では，個別の状態を勘案した「証」を決定し，それがただちに治療法の指示となる（**図 2-1**）．

このように，証診断は医学における「病名診断」，「治療指示」の２段階を１段階で行う操作であるといえ，こうした方法は**「方証相対」**と呼ばれる．

2）個人差を重視した診断プロセス

「証」は個人差を重視した診断プロセスである．

証の決定は，処方される薬剤の効果を上げることや副作用を避けることにも密接に関係しており，「証」という概念は患者と薬剤との相性を決めるための「経験知」と考えることもできる（**表 2-1**）．

いいかえると，漢方処方は「証」に基づいて用いることが，有効性および安全性を確保するために重要である．「証」に合った処方が選択されれば効果が期待できるが，合わないものが選択された場合には，効果が得られないばかりでなく，副作用を招きやすくなる．

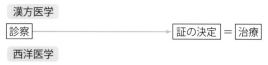

図 2-1 漢方医学と西洋医学の診断プロセス

表2-1　証

薬効	最も発揮しやすくする
副作用	最も少なくする
上記のための患者と薬方との相性を診断するための経験知	

　　　*小柴胡湯による間質性肺炎が問題となったが，これは慢性肝炎に対して西洋医学的に一律に小柴胡湯が投与されたことが主要な原因の1つである．漢方医学では病名で一律に与えるということはあり得ない．小柴胡湯は少陽病期の薬剤であり，体力中等度で，抵抗力が強く，炎症が盛んな状態では効を奏する．しかし，肝硬変となり肝臓の線維化が進んだ状況においては，小柴胡湯ではなく補薬である補中益気湯などが適していることが多い．

2. 漢方の基礎理論

　　漢方医学の医学理論の根幹をなすものは，古代中国医学を起源とする陰陽論であり，五行論である．これらの理論は長い年月をかけて自然を観察していく中で考え出された自然哲学である．

1）心身一如

　　西洋医学では心と体を別のものとする二元論的な考えが主流を占めるが，漢方医学では心と体は一体，すなわち「心身一如」と考える．また西洋医学では病のターゲットを臓器，細胞，タンパク質，遺伝子と細分化して検査し，検査値に表れないものは異常とは考えない．しかし漢方医学ではこの心身一如の考えを重視して，自覚症状も含め，あくまでも全体を「陰陽論」，「五行論」，「六病位」，「気血水理論」などによって分類し，「証」としてとらえて治療を進める．

2）陰陽論（陰陽・虚実・表裏・寒熱）

a. 陰陽

　　陰陽論は，森羅万象すべてを陰陽の二元論でとらえることである．人間について陰陽を考えると，形態的また機能的に多くの意味を含んでいる（**表2-2**）．

　①形態的

　　身体の外表部，上部，背部，右半身などが陽に属し，身体の中心部，下部，腹部，左半身などが陰に属している．内臓（五臓六腑）では，腑すなわち内空の臓器（胃，胆，大腸，小腸，膀胱）は陽に属し，臓すなわち実質のつまった臓器（肝，心，脾，肺，腎）は陰に属している．

　②機能的

　　陰陽を分けると，陽は積極的・活動的で温・熱などを意味し，陰は消極的で寒冷を意味している．

表 2-2　陰陽の区別

		陽	陰
形態的		精神（気）	肉体（血・水）
	身体	外表部 上部 背部 右半身	中心部 下部 腹部 左半身
	内臓	六腑（内空の内臓） （胆嚢，小腸，胃，大腸，膀胱など）	五臓（内実の内臓） （肝，心，脾，肺，腎）
機能的	温度	温熱	寒冷
	作用	活動的 拡散的 上昇性	静止的 凝縮的 下降性
	感情	喜怒	悲泣
	色	白・赤・黄	黒・青・紫
	湿度	乾	湿

　　　*自然界では，太陽が陽で月が陰，昼が陽で夜が陰，天空が陽で大地が陰，大気が陽で湖や海が陰，夏が陽で冬が陰など，すべてのものが相対立する陰陽で分類されている．生体でも，交感神経系が優位な状態を陽，副交感神経系が優位な状態を陰，あるいは新陳代謝が亢進している状態を陽，新陳代謝が低下している状態を陰，と分類することができる．しかし，これらは単に対立するだけでなく，消長と相互転化により統一され，量的・質的に変化し，対立と統一を繰り返しながら平衡を保っている．

③ 病気を陰陽で考える場合

　発熱があり症状の激しい状態を陽病陽証とし，発熱がなく病人は静かに臥し手足も冷たいといった状態が陰病陰証である（p. 21,「4）六病位」の項参照）．急性熱病を例にとると，生体側の病気に対する反応（漢方ではこれを**抗病反応**と呼んでいる）力が十分に備わっており，病気に対して激しく戦っている時期が陽病に相当し，抵抗力が衰え，体力も衰え，病気に対して反応ができなくなってきている状態が陰病である．

　　　*ハンスセリエのストレス学説を借りれば，漢方（医学）での陽病は適応症候群の抵抗期に相当し，副腎は肥大し，白血球は増加し，体温は上昇し，新陳代謝が盛んで治癒力が高まり，生体が激しく病気に反応している時期である．一方，陰病は抵抗力が衰えた疲憊期に相当している．

b. 虚実

　陰陽による病気の分類は症状を外面的に観察して分類したものであるが，虚実は生体の抵抗力の充実の度合や病邪の充実度など，内面的に分類する方法である．

①「実」

　充実・充満しているという意味で，生体が抵抗力に富み病気に対して十分戦う力（正気，精気）にみちている状態を意味し，また一方で病に冒され邪気が充満している状態も意味している．邪気とは病気を引き起こすさまざまな要素で，体内で正気の陰陽バランスが崩れて生じる場合と，体外から侵入する場合とがある．その性質によって，風邪，暑邪，熱邪，燥邪などの陽邪や，寒邪，湿邪などの陰邪に分類される．たとえば，寒邪に冒される

と悪寒を生じ，寒邪に抵抗するために発熱する．

②「虚」

空虚な，乏しいという意味で，病邪に対する抵抗力に乏しく外からみて弱々しく，正気（精気）が失われた状態を意味している．

c. 表裏

表裏は病気に対して反応している部位（病気が存在している場所：病位）を表す言葉として用いられている．

表：体表部．皮膚や骨格筋，関節．

裏：身体の内部の横隔膜より下の臓器，とくに胃腸．

半表半裏：表と裏の間で，気管や気管支，肺，食道，肝臓など横隔膜周辺から上の内臓領域．

*この病位の診断は治療方法の選択の上で重要である．たとえば脈が浮（軽く触れても大きく触れる脈）で肩や首がこり，頭痛がして悪寒を感じるなどの症状があれば，病気が「表」に存在するとして発汗による治療法が基本となる．一方，病が裏に入ると，腹が張り，便秘を伴ってくる．このときは瀉下薬の入った処方で治療する．病気が半表半裏にあると，胸や脇が張ったように苦しく，咳や痰が出て，食欲が低下し，熱も出たり下がったりを繰り返す．これは胸膈や肝臓を含めた横隔膜周辺から上の内臓領域に炎症が波及している時期と考えられるが，発汗解表薬や瀉下薬で治療するとかえって病気がこじれて治りにくくなる．治療は和法と称し，肝臓を中心として毒の中和をはかり，炎症を緩和することによる．小柴胡湯がこの時期の治療の基本となっている．

d. 寒熱

漢方では病気の性質を寒熱で分類している．寒熱の診断は症状から判断する．

寒：悪寒や冷えがあり，顔色も蒼白で，舌は紅色がなく，くしゃみや水ばな，薄い透明の痰，薄い透明の尿，水様の下痢などを認める場合に「寒」と診断する．

*悪寒は，実証で寒邪が体内へ侵入したとき（実際には生体側は寒邪に抵抗するために発熱する）や，虚証で正気が失われているときに生じる．

熱：顔が赤く，舌も紅く，自覚的にも熱感を覚え，尿も濃い色をして濁り，濃い黄色の鼻汁，粘稠で色のついた喀痰などを認めるときは「熱」と診断する．

*実証で熱邪が体内へ侵入した状態といえる．

熱に対しては石膏や黄連，黄芩など熱を冷ます作用を持つ生薬（寒涼薬）を用い，寒に対しては麻黄，附子，桂皮，細辛など温める作用を持つ生薬（温熱薬）で治療するのが原則である．

*西洋医学で熱というと発熱による体温上昇を意味しているが，漢方では体温上昇と**熱**を同様のものとは考えない．たとえ体温が38〜39℃に上昇していても，患者が寒がり，手足も冷え，尿は透明で濁りもなく，鼻汁があっても薄い透明なものであれば，**寒証**と診断する．体温の上昇がなくても熱感が生じた場合，漢方では**発熱**といい，また尿は濃い色をして濁り，鼻汁も色がついて粘稠，喀痰も色がついて粘い場合は**熱証**と診断する．急性熱病の初期の場合は，体温上昇と漢方でいう熱は一致している場合が多いが，末期になってくると，体温上昇があっても漢方的には寒の状態を認めることがある．慢性病では体温上昇がなくても**熱証**の場合が多く，疾病によっては**寒**と**熱**が混在している場合

もよくみられる. **寒熱**の診断は, 温熱性の薬物を用いるのか寒涼性の薬物を用いるのかの選択に重要である.

「寒熱」は, 生体側の性質に対しても, 薬の性質に対しても使う用語である. 生体側が熱証のときには寒涼薬を用い, 生体側が寒証のときには温熱薬を用いて治療する. 「寒」,「熱」の字が文脈に応じて生体側のことを指しているのか, 薬物の側を指しているのか, 混乱しないようにしたい.

e. 八綱弁証

病態を「陰陽」・「虚実」・「表裏」・「寒熱」の8つの対立概念に分類し診断する方法であり, まず陰に属するか, 陽に属するかを大きく判別することが重要である. 陰は寒, 陽は熱と結び付きやすいので, その症候は寒熱の症候を呈することが多い. したがって, 治療は**表 2-3** に示すように, 寒熱とほぼ同じになる. 治療は, 治療原則に従い, 寒証は温熱性の生薬 (附子, 乾姜など), 熱証は寒涼性の生薬 (石膏, 黄連など) を含む処方を用いる. 寒証は西洋医学にない病態概念で, その治療が可能であることは漢方医学の大きな特徴である. 次に, 虚証あるいは実証と診断すれば, おのおの**表 2-4** にある生薬, 処方を考える. また表裏については, たとえば陽病期では表位に邪があれば解表薬によって邪を体表外に追い出し, 裏に邪があれば吐法または下法で邪を体外に追い出す. また, 邪が半表半裏にあり体外に追い出すことが難しい場合は, その場で中和 (和解) する. **表 2-5** に代表的

表 2-3　陰陽

陰陽	臨床症状の表れ		治療
陰	非活動的で, 陰性である	寒と結び付きやすいので, その症候は寒の症候を示すことが多い	主として温熱性の生薬 (附子, 乾姜など) を使い, 寒涼性の生薬は注意する
陽	活動的で, 陽性である	熱と結び付きやすいので, その症候は熱の症候を示すことが多い	主として寒涼性の生薬 (石膏, 黄連など) を使う. 温める生薬 (附子, 乾姜など) は注意する

表 2-4　虚実

虚実	治療
虚証*	体力をつけ, 免疫力を高めるとされる生薬 (人参, 黄耆など), あるいは処方 (補中益気湯, 十全大補湯など) を選択する
実証*	肥満し暑がりで便秘がちであることが多いので, 寒涼性の生薬あるいは瀉下薬を考える. 処方としては, 黄連解毒湯, 大柴胡湯, 防風通聖散などである

*方剤の添付文書の効能・効果では, 虚証, 実証はそれぞれ「体質虚弱の…」,「比較的体力があり…」と表現されている. 虚証と実証の尺度で中間的な病態のことを, 虚実中間証または中間証と呼ぶことがある.

表 2-5　表裏 (陽病期)

表裏	治療	処方
表証	表の病邪を発汗法で排除する	桂枝湯・桂麻剤*で汗をかかせる
裏証	裏の病邪を吐法, 下法で排除する	吐法：瓜蒂散などで吐かせる 下法：大黄剤・承気湯類などで瀉下する
半表半裏証	発汗法, 吐・下法が利用できないので, 和法 (中和の法) を用いる	柴胡剤 (小柴胡湯など)

*葛根湯, 麻黄湯の類.

な処方の一例を示す．実際にはこれらの判別（虚実，表裏，寒熱，および陰陽）を統合して診断が行われ，たとえば，実証の場合であれば，表位に寒邪があれば（表寒証）温薬で解表し，表位に熱邪があれば（表熱証）涼薬で解表する．また，裏に熱邪があれば（裏熱証）寒涼性の清熱薬で熱邪を清めたり寒性の瀉下薬で下し，裏に寒邪があれば（裏寒証）熱薬（温補薬）で熱を補ったり熱性の瀉下薬で下す．

3）五行論

　五行論は，自然界の森羅万象すべてが木・火・土・金・水の5つの元素（五行）で構成されているという理論である．人体も五行で構成され，五臓（肝・心・脾・肺・腎），五腑（胆・小腸・胃・大腸・膀胱），五官（目，舌，口，鼻，耳）などすべてが木・火・土・金・水のいずれかに属しているとし（表2-6），とくに不調な部位の診断や慢性病の治療に有用である．なお，五臓・五腑には西洋医学における臓器名と同じ漢字が用いられているが，その指し示すものは大きく異なる．五行説において五臓五腑の中心となるのは，気を体内に取り入れる役割（西洋医学的には消化吸収機能）を担う「脾胃」である．したがって，不足する気を補うためにはまず「脾胃」の作用を強めるのが原則である．

　　　*日本（特に古方派）ではこの五行説の理論を必ずしも重要視せず，傷寒論や金匱要略を重視し，臨床経験の中で両書収載の処方を種々工夫することで慢性病にも対処してきた．しかし，気を取り入れる脾胃，気の巡りを調節する肝，精気を生成し貯蓄する腎などの機能や，臓腑の異常を反映する五官などの重要性は認めている．

　参考までに，五臓の不調の症候を表2-7にまとめた．

　五行（木・火・土・金・水）はそれぞれ一定の法則性をもって互いに作用し合っている．

表 2-6　五行色体表

五行	五臓	五腑	五官	五主	五華	五季	五方	五色	五味	五悪	五志
木	肝	胆	目	筋	爪	春	東	青	酸	風	怒
火	心	小腸	舌	血脈	面色	夏	南	赤	苦	熱	喜
土	脾	胃	口	肌肉	唇	土用	中央	黄	甘	湿	思
金	肺	大腸	鼻	皮膚	毛髪	秋	西	白	辛	燥	憂
水	腎	膀胱	耳	骨	髪	冬	北	黒	鹹	寒	恐

表 2-7　五臓の不調の症候

五味	五臓	異常の症候
酸	肝	怒りっぽい，筋肉がけいれんしやすい，精神の不安定（いらいら，抑うつ），目の異常
苦	心	興奮（過剰に喜ぶ・怒る），不眠，動悸，息切れ，火照り，汗をよくかく，舌の先端が赤い
甘	脾	思い悩む，過食，食欲不振，消化不良，倦怠感，無気力，口内炎，口角炎，出血しやすい
辛	肺	憂い・悲しみに打ちひしがれやすい，呼吸困難，涙や咳，鼻水が出る，鼻閉，悪寒，発熱，皮膚症状
鹹	腎	驚いたり恐れたりしやすい，集中力の低下，発育不良，足腰痛，皮膚乾燥，浮腫，耳鳴，耳が遠い，老眼など老化全般，排尿障害

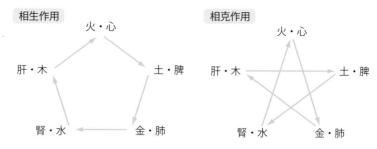

図 2-2　五行の相生・相克作用

それを五行の相生・相克（相剋）作用という（**図 2-2**）．

① 相生作用

「木は火を生じ，火は土を生じ，土は金を生じ，金は水を生じ，水は木を生ず」といわれるが，それぞれその次の元素を補い助ける作用を持っている．これを五行の相生作用と呼んでいる．

生体の五臓にあてはめると，「木に属す肝は，火に属す心に働いてその機能を補う」というわけである．以下「火に属す心は土に属す脾を助け，土に属す脾は金に属す肺を助け，金に属す肺は水に属す腎を助け，水に属す腎は木に属す肝を助ける」ということになる．これはごく単純な自然現象の観察から導き出された理論である．木は熱にあうと火となって燃えることから木は火を生じると考え，火となって燃えた後は灰となって土に帰ることから火は土を生じると考えた．土の中から金属が採れ，金属は熱にあうと溶けて液体になることより，土は金を生じ，金は水を生じると考えたわけである．

② 相克作用

相生作用とは逆に，互いに抑制し合う作用を五行の相克作用という．それぞれの五行の機能が異常に亢進すると，次の五行を飛び越して1つ先の五行に抑制的な影響を与える現象である．これを「木は土を克し，土は水を克し，水は火を克し，火は金を克し，金は木を克す」という．これも日常の自然現象から導き出した考えである．たとえば，火に水をかけると火は消えることより「水は火を克す」となり，金属を火で熱すれば溶けて形を失う．木は金属の刃物で切り倒される．木が大きく成長すれば土はそれだけ栄養分を失う．土を高く盛り上げれば水をせき止めることができる．このように，それぞれの五行の成分は，1つおいて次の相手に克つ（勝つ）と考えたわけである．

> ＊日常，ストレスがたまりいらいらして食欲がなくなる例をよく認めるが，これはストレスにより肝（木）の気が亢進しすぎ，消化機能をつかさどる脾胃（土）を傷めた結果生じていると考える．すなわち「木克土」（肝が脾を克した）の相克現象が生じているのである．五行の相克相生理論は漢方の病態生理の基本となっており，漢方処方の方意の理解に役立つこともある．

4）六病位

外邪によって発症した病を，病の存在部位と生体の抗病反応の時間的変化に応じて6段

階の病型「太陽病」,「陽明病」,「少陽病」,「太陰病」,「少陰病」,「厥陰病」に分けたもので
ある.前半3つを陽病,後半3つを陰病とまとめることもある.

　太陽病は病位が表位にある,つまり病邪が表位にとどまるので,その治療法則に従って
「汗」法を用いて治療する.陽明病は裏を病位とし,消化管内に入り込んだ病邪は強力だが,
それに対する体力も十分残存する病期である.その治療には「吐」法,「下」法を用いる.
少陽病の病位は半表半裏であるので,治療は「和」法を用いる.太陰病と少陰病の病位は
すべて裏にあって,正気(人体の抗病力で陽に属す)は衰微し寒の症候が目立ち,乾姜,
附子などの熱薬による「補」法が行われる.厥陰病は陰病の最終段階で,生体は最後の力
を振り絞って病邪と戦おうとする.したがって,寒証と熱証とが混在した観がある(**表
2-8**).

　六病位という概念に対して,「汗」・「吐」・「下」・「和」および「補」の5種の実用的で
有用な方法で疾病に対処してきた.これは,日本の漢方治療の基本である.

　①「汗」法

　発汗の法を用いて行う治療である.具体的には,かぜやインフルエンザに対し,桂枝湯,
葛根湯,あるいは麻黄湯などの発汗解表薬を投与し,じわりと発汗を促すことによって病
気を治すことをいう.

　漢方では,かぜやインフルエンザは,外からの病邪が人体の表位を侵すことで発病する
と考える.そこで桂皮とか麻黄のような辛味を有して体表を温める作用を持つ生薬を使っ
て,汗と一緒に表位にある病邪を駆逐(解表)する.発病の比較的初期に用いられる治療
法で,六病位では太陽病位の治療ということになる.

　　　　＊葛根湯:かぜ,かぜ症候群に対し第一選択の漢方処方である.日本人によく合うの
　　　　で昔から頻用されてきた.項背部のこりを使用目標とする.

　　　　麻黄湯:主として症状の激しい流行性感冒やインフルエンザに用いられる.四肢痛と

表 2-8　陽病期と陰病期

		治療	処方
陽病期	太陽病	病邪を表より汗と一緒に発散(解表)する	桂枝湯,葛根湯,麻黄湯
	陽明病	清熱する,あるいは裏の病邪を瀉下する	清熱…石膏剤(白虎湯,白虎加人参湯など) 瀉下…大黄剤・承気湯類(大承気湯,小承気湯など)
	少陽病	「汗」法,「吐」法,「下」法を利用できない部位に邪が入り込んだため,病邪を中和する和法を試みる	柴胡剤(小柴胡湯など)
陰病期	太陰病	裏,主として消化器系に寒があるため,裏を温めたり,痛み・つかえを取る	傷寒論の太陰病篇に出てくる薬方は,桂枝湯,四逆湯類,桂枝加芍薬湯,桂枝加芍薬大黄湯のみである.人参湯を本病位の薬方とする成書もある
	少陰病	裏のみでなく表にも寒があるため,主として附子を含む方剤を用い,裏を温めると同時に全身に陽を巡らせる(一方,虚煩を呈する病態もあるので陽病との鑑別に注意を要する)	麻黄附子細辛湯,真武湯,四逆湯(虚煩(脱水様症状で熱っぽく,口が渇き,胸のあたりが落ち着かず,精神不安,不眠等の症候を呈するもの)には黄連阿膠湯)
	厥陰病	裏に寒があるが,陰陽のバランスの崩れにより,見かけ上の熱状症状が認められる.裏寒の治療を主にし,適宜,「汗」法と「下」法(桂麻剤で解表したり,大黄剤・承気湯類で下したりすること)を兼用する	茯苓四逆湯

か腰の痛みを強く訴える.

　　葛根湯，麻黄湯ともに自然発汗（解熱薬を服さなくても，じっとりと汗をかくこと）を認めない.また，どちらも麻黄を含むため，極端に血圧の高いもの，心臓に持病を持つもの，超高齢者，排尿障害のあるもの，体の非常に弱っているものには注意を要する.

　　桂枝湯：さほど高い熱ではないのに，じとじと汗をかく虚弱体質のもののかぜ症状に使う.本方の適する小児は滲出性中耳炎を繰り返したりする.このようなものに麻黄湯や葛根湯を与えると，汗をかき過ぎぐったりしてしまう（脱汗）ので注意すべきである.

②「吐・下」法

　病邪が裏にまで侵入した場合の治療法である.太陽病期における裏とは胃腸と考えてよい.胃腸に邪が入りとどまっている場合には，治療の選択肢は2つに限られる.吐かせるか（吐法），下すか（下法）である.下法は瀉法あるいは瀉下法ともいい，瀉下薬である大黄，芒硝の含まれる処方，大承気湯，調胃承気湯など瀉下薬を用いる.大黄甘草湯は芒硝を含まないが，ここに加えてよい処方である.なお，吐かせる方法は，現代医療としては，毒物摂取による中毒の処置以外では一般的でない.

　　＊大承気湯：大黄，厚朴，枳実，芒硝の4種の生薬で構成されているが，大黄が君薬である.厚朴，枳実は腹満を取り，芒硝は腸管内容物（便）をやわらかくする.したがって本方は，便秘して腹が張って苦しがるものに用いられる.実証用の処方であるので，体の弱っている患者や胃腸が弱くて便秘している患者には用いない.このようなものに誤って投与すると，水様性下痢を起こすことがあるので注意を要する.

　　調胃承気湯：大黄，芒硝，甘草の3種の生薬で構成されている処方で，大承気湯の枳実と厚朴が抜け，代わって甘草が組み入れられている.大承気湯ほど腹部の膨満感（腹満）がないものに適し，甘草が胃腸機能を保護するので使いやすい.

　　大黄甘草湯：大黄，甘草の2種の生薬で構成されている簡単な処方である.現在，日本では比較的穏やかな下剤として普及している.

　　これらの薬方は，六病位の陽明病期の処方である.

③「和」法

　病邪が半表半裏に存在するときは，発汗法，吐法，下法のいずれをも用いることができないので，病邪を中和する和法が用いられる.半表半裏についてはp.18で述べた.

　具体的にかぜを例に述べると，かぜをこじらせると口中が苦くなり，食欲が落ち，咳，痰もひどくなり，胸から上腹部にかけての重苦しさを覚えるようになる.多くは中等度の熱が続く.このような病態は表証とはいえず，典型的な裏証でもないことから，古人は病邪が表と裏の間にあると考えたのであろう.

　　＊和法の薬方は小柴胡湯を代表とする柴胡剤である.小柴胡湯は，柴胡，半夏，生姜，黄芩，大棗，人参，甘草の7種の生薬で構成され，柴胡が君薬である.胸脇部（側胸部から季肋部にかけての部位）の重苦しい感じがあり，他覚的にも季肋下の緊張を認め，圧すると抵抗があり，痛みを訴える（胸脇苦満）.口が苦く，食欲がない.微熱や中等度の熱が不規則に続き，咳，痰などの呼吸器症状もある.舌はやや乾燥し苔がある.小柴胡湯はこのような場合に用いられる.少陽病期の虚実中間証用の処方である.

④「補」法

　傷寒論や金匱要略に準拠する古方では，補法に属す処方は少なく，小建中湯，黄耆建中

湯がその代表である．この2処方は虚弱児の体質改善に用いられることが多い．後世方では，補中益気湯，十全大補湯などが頻用される．

5) 気血水

　気・血・水概念は漢方医学の1つの特徴であり，生体内を「気」，「血」，「水」の3種の流体が巡行して生命活動を行っており，これらのいずれか1つでも巡行が滞ったりあるいは不足が生じたりすると疾病が生じるとする．そして，眼前の患者の病態が主に「気」，「血」，「水」のいずれの巡行異常に属するものかを大別し，さらに後述するように，「気」の病態が「気虚」・「気滞（気うつ）」・「気逆」，「血」の病態が「瘀血」・「血虚」，「水」の病態が「水滞」と診断されれば，これらに対する処方が決定される（表2-9）．
　①「気」
　気は形がなくて働きがあるもので，生命活動を行う上でのエネルギーと定義できる．血や水を体内で巡行させる働きをしている．この気が不足したり（気虚），巡行に滞りが生じたり（気滞），逆行してのぼせたり（気逆）すると，疾病を発する原因となる．
　　　　　＊人が生まれながらに持っている気を先天の気，飲食や呼吸で取り入れる気を後天の
　　　　　気という．先天の気は親から受け継いだ腎の気で，生殖能力や発育成熟をつかさどる精
　　　　　気である．腎の気が尽きると人は死んでしまうが，後天の気で補うことが可能である．
　　　　　後天の気を補う中心的な役割を果たすのが脾胃である．
　②「血」
　血は生体に栄養や潤いを与えている．この血が不足したり（血虚），巡行に滞りが生じる（瘀血）と，疾病を発する原因となる．
　③「水」
　水は，血以外の体液および体液中の成分を指す．水の巡行の滞りによる水の偏在を「水滞」と呼び，疾病を発する原因となる．なお，水滞の類義語として「水毒」を用いる場合もあり，また中国では「痰飲」という言葉を用いている．

　以上，漢方医学の医学理論を概説したが，これらを十分に理解することは容易ではない．2008（平成20）年から見直しが行われた「新一般用漢方処方の手引き」では，一般用であることを考慮して，医薬品の効能・効果の表現に「証」の考え方が「しばり」（使用制限）として記載されている．
　たとえば，虚実の概念は次のように表現してある．
　(1) 実の病態が適応となるもの：体力が充実して
　(2) 虚実の尺度で中間の病態が適応となるもの：体力中等度で
　(3) 虚の病態が適応となるもの：体力虚弱で
　(4) 虚実にかかわらず幅広く用いられるものについて：体力にかかわらず使用でき
　体力にかかわらず個々の漢方処方の適応病態は，虚実という尺度でみると裾野を広げた山のような形をしており，しかも裾野の狭いものや広いものがある．したがって，裾野が虚

表 2-9　気血水の異常に伴う症状と治療に用いる代表処方

気血水の異常	症状	生薬	処方
気虚	易疲労，倦怠感，無気力	人参，甘草，黄耆，白朮 など	補中益気湯，四君子湯，六君子湯など
気滞（気うつ）	抑うつ症状，咽喉のつかえ感，喘息，耳閉感，膝痛，腹満感	柴胡，香附子，半夏，厚朴，蘇葉，枳実，陳皮など	半夏厚朴湯，柴朴湯，香蘇散，加味帰脾湯など
気逆	のぼせ，神経過敏	桂皮，竜骨，牡蛎，黄連，大黄など	苓桂甘棗湯，苓桂朮甘湯，桂枝加竜骨牡蛎湯，桂枝茯苓丸，桃核承気湯など
血虚	貧血，栄養障害，皮膚のあれ，脱毛，爪の異常	地黄，当帰，芍薬など	四物湯，当帰芍薬散，温清飲など
瘀血	月経障害，血液循環不全，口乾，灼熱感，皮膚や粘膜の紫斑，唇・舌の暗赤化，痔疾，下腹部の圧痛	桃仁，牡丹皮，川芎，芍薬，紅花，大黄など	温経湯，加味逍遙散，桂枝茯苓丸，桃核承気湯，大黄牡丹皮湯など
水滞	めまい，立ちくらみ，乗り物酔い，浮腫，拍動性の頭痛，耳鳴り，尿量減少あるいは頻尿，口渇，嘔吐，水瀉性下痢，下肢の浮腫・関節炎，胃部振水音，水様の鼻水，喘息	蒼朮，白朮，茯苓，猪苓，沢瀉，半夏，陳皮，附子，乾姜など	五苓散，苓桂朮甘湯，真武湯，当帰芍薬散，防已黄耆湯，小半夏加茯苓湯，六君子湯，人参湯，小青竜湯など

注）気・血・水の異常は互いに関連しており，多くの場合は気・血・水の複数に異常が認められる．したがって，処方もこれらの複数の異常に対応しているものが多い．たとえば，気虚と血虚には十全大補湯などが，気虚と水滞には六君子湯などが，気逆と水滞には苓桂朮甘湯などが，気逆と瘀血には桃核承気湯などが，血虚と水滞には当帰芍薬散などが用いられる．

実の尺度で中間から実に分布するものについては「体力中等度以上で」と表現されており，逆に裾野が虚実の尺度で中間から虚の病態に分布するものは「体力中等度以下で」などと表現されるなど，それぞれの処方に適した表現がなされている．

また，陰陽の概念で，「陽」の病態を適応とするものは「のぼせぎみで顔色が赤く」などの熱症状として表現され，また「陰」の病態は「疲れやすく冷えやすいものの」などの寒性の症状を示す表現で示されている．さらに，五臓の病態は漢方で言う「脾胃虚弱」の病態が適応となるものには「胃腸虚弱で」と記されており，「肝の失調が適応となるものには「いらいらして落ち着きのないもの」などと表現されている．また，気血水についても，「口渇があり，尿量が減少するもの」（水滞），「皮膚の色つやが悪く」（血虚）などの表現を用いて適宜「しばり」に組み入れられている．

3. 漢方の診察法（四診）

漢方医学における診断法は望（観察する），聞（音を聞く，においをかぐ），問（訴えを聞く），切（身体所見を診る）からなり，これを「四診」と呼ぶ（表 2-10）．これら 4 種の診断法を組み合わせて，患者の証を決定する．

1）望診のポイント

動作，歩く様子，顔色，眼勢など観察できる項目はすべて望診に入る．中でも，皮膚，爪，

表 2-10 漢方医学における四診（望・聞・問・切）

望診	視覚による診察（視診）
聞診	聴覚，嗅覚を用いる診察（言語，呼吸音など）
問診	質問による診察
切診	患者に接触して行う診察（脈診，腹診）

舌の所見は重要である．

　① 皮膚：健康な皮膚は，色つやがよく，適度な湿り気がある．皮膚が乾燥し，血色の悪いものは**血虚**の所見である．隈（くま）や皮膚の色素沈着，毛細血管の拡張，大理石模様（細絡（さいらく））が観察できるものは**瘀血**である．静脈瘤，痔も**瘀血**の所見である．汗をかきやすい，ねあせをかくなどは**表虚**や**水毒**の所見である．

　② 爪：爪が割れやすい，変形するなど，爪がもろくなる症状は**血虚**の所見である．

　③ 体格・顔色：一般に栄養状態がよく，筋肉がよく締まって弾力のある人は**実証**，肥満体型で筋肉に締まりがなく俗にいう水太りで，色が白く骨格の脆弱な人は**虚証**（体力的に弱い）であることが多い．やせていても血色がよく，筋肉の締まりがよい人は**実証**であり，やせていて血色が悪く，筋肉の締まりのよくない人は**虚証**となる．単に BMI（Body Mass Index）だけでなく，筋肉の状態も重要な所見である．

　④ 舌：舌診は漢方の診察で重要である．

　（1）舌質：舌の湿り具合によって，生体が脱水状態にあるのか，**水滞**によりむくんだ状態にあるかを類推する．

　（2）舌色：正常な舌は淡い紅色であるが，貧血や胃腸の弱いものは淡白である．末梢循環障害のある**瘀血**の所見が舌に現れてくると，その程度により紅〜暗紅〜紫色を呈する．

　（3）舌苔：普段から舌に白い苔のある場合は，胃腸の働きが衰えていることを表す．**熱**のあるときに出てくる白い苔で口が粘り，少しのどが渇くようになると，小柴胡湯や柴胡桂枝湯の適応となる．熱性疾患が長引くと，黄色から黒い苔に変わってくることがあり，下剤の適応となるが，逆に，体力が衰えて体を温める必要のある場合にも黒い苔のみられることがあり，鑑別を要する．

　　　　　＊そのほかの所見：鏡面舌というのは苔も舌乳頭も消失して鏡のようになった状態で，**極度の血虚**であることを示し，色調が淡白であれば**気虚**でもある．歯痕は逆に舌がむくんで辺縁に歯型のついている状態で，**水滞**もしくは**気虚**と判断される．舌下静脈怒張は舌の裏側の静脈が拡張している所見であり，**瘀血**に特徴的な徴候である．

2）聞診のポイント

　① 話し方：言語が明瞭でよく通る声で話す人は**実証**であり，声に勢いのない人は**虚証**であることが多い．

　② 呼吸音：気道の閉塞などがあると呼吸音が聴取できる．喘息の場合は，吸気時よりも呼気時に呼吸音が強い．

　③ 副鼻腔炎や肺化膿症などで膿が貯留している場合に，においのすることがある．

3）問診のポイント

　西洋医学で聞く通常の問診と比較して，特殊な項目はない．ただし，その答えに対する解釈は西洋医学とは多少異なっている．

　① 熱：昨今の解熱薬による脳炎の問題などで，上気道炎に対し漢方薬を用いる機会が増えている．漢方医学でいう熱は客観的な計測値としての体温を指すのではなく，本人の主観的感覚である．

　② 食欲：処方を決定する際に，実証か虚証かは重要である．食欲を聞くことはそうした意味で非常に重要な問診項目である．**実証**の人は食べすぎても下痢したり嘔吐したりすることはなく，また，食事の時間が遅れても空腹で耐えがたいということはない．**虚証**の人は少し多く食べると腹が張って苦しくなり，時に吐いたり下痢をしたりする．また，食事の時間が遅れると脱力感がくる．食後だるくなって眠くなるのは**気虚**の状態で，補中益気湯や六君子湯などを用いる．

　③ 大便：一般に大便が硬く結する場合は**実証**の場合が多く，大柴胡湯や防風通聖散など瀉下作用の強い大黄の入った処方を用いることができる．**虚証**で便秘をする場合には腹の力がなくウサギの糞のようにころころとした便が出るが，この場合には便や腸内を潤す麻子仁や桃仁の入った処方がよい．冷えると下痢をして腹痛がなく脱力のある場合は，真武湯などで腹（身体）を温めるとよい．

　④ 小便：小便の排泄異常は小便の量や頻度だけでなく，口渇（咽の渇き）や飲水量，熱感や冷えの有無などともあわせて考慮する必要がある．脱水傾向があり，口渇があって水を飲むが尿量の少ない場合は五苓散を用いる．膀胱炎のときのように，頻尿，排尿痛，残尿感がある場合は猪苓湯が適応となる．前立腺肥大で尿の出が悪く，夜間尿の多い場合には八味地黄丸（八味丸）が適応となる．

　⑤ 腹痛：痛む場所や時間帯，痛みの種類は重要な情報を与えてくれる．たとえば，肝臓や上部消化管など横隔膜周辺の内臓領域の痛みには大柴胡湯，四逆散，半夏瀉心湯，柴胡桂枝湯，安中散，六君子湯などを，下部消化管の痛みには小建中湯，大建中湯などを証に応じて使い分ける．過敏性腸症候群には，桂枝加芍薬湯や桂枝加芍薬大黄湯が適応となる．

　⑥ 冷え：冷えは，西洋医学では病気とはみなされないが，漢方では重要な問診項目である．冷えそのものも本人にとってつらい症状であるが，冷えにより関節痛，頭痛，月経痛などの痛みが増強することもある．夜間頻尿などは，八味地黄丸で温めると回数が減ることもある．

4）切診のポイント

　切診とは患者に触れることによって得られる情報で，脈診と腹診がある．

　① 脈診：脈は患者の両腕でとる．患者の手首の橈骨茎状突起の内側に診察者の中指を置き，人差し指が掌側になるように，人差し指，中指，薬指をそろえて診る．脈が浅く浮いている「浮」では抗病反応が**表位**にあり，脈が沈んでいる「沈」では抗病反応は裏にあ

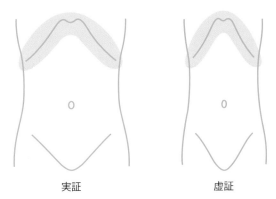

実証   虚証   **図 2-3　肋骨と胸骨下縁のなす角度**

ると判断される．脈の強さは虚実を判断するよりどころになる．脈全体の緊張が強い「緊」は**実証**の所見であり，弓のつるがピンと張っているような「緊」の軽度のものを「弦」という．脈全体の緊張が弱いときは「弱」といい，**虚証**の所見である．数は一般に 90 拍/分以上の頻脈で**熱証**を示し，遅は 60 拍/分以下の徐脈で**寒証**を示す．緩は速からず遅からずの脈である．滑は指先になめらかに去来する脈で熱証を示し，渋は脈の去来がなめらかでない脈で血行のうっ滞を示す．

　②腹診：腹診は中国を起源とする東アジア伝統医学の中で，日本の漢方医学だけの特徴である．中国をはじめほかのアジア諸国の伝統医学では脈診を重視し，腹診はしない．腹診は診断し治療法を決定する上で重要な情報をもたらす．西洋医学の腹診では患者の両足を「く」の字に曲げて診察するが，漢方では両足を伸ばした状態で診察する．

　(1) 腹力：腹力とは腹部の筋力を指す．腹力によって虚実をある程度推しはかれる．また，両肋骨と胸骨下縁のなす角度（**図 2-3**）も参考になる．**実証**の人は角度が大きく，**虚証**の人は角度が小さいことが多い．

　(2) 胸脇苦満：季肋部から脇腹（**図 2-4**）に充満感があって苦しく，他覚的にこの部に抵抗と圧痛を認める．上部消化管や呼吸器，肝臓など横隔膜周辺の内臓領域の炎症の体性反射と考えられ，柴胡剤（大柴胡湯，小柴胡湯，柴胡桂枝湯など）の適用の重要な目安となる．

　(3) 心下痞鞕：心下部（心窩部，**図 2-4**）がつかえて抵抗のある所見で，半夏瀉心湯など黄連，黄芩，人参などを含む処方の適応の目安となる．

　(4) 腹直筋攣急：腹直筋が緊張して，張っている状態．腹部が軟弱で，筋肉の幅が広くない場合には建中湯類が適応となる．幅広く腹直筋が張っている場合は，四逆散や柴胡桂枝湯の適応である．

　(5) 腹部動悸：大動脈はへその左側に触れる．通常は触れても軽度であるが，これが亢進しているときは交感神経が過剰に緊張している状態ととらえる．柴胡加竜骨牡蛎湯が適応となる場合が多い．

　(6) 小腹不仁：小腹は臍より下の下腹部（**図 2-4**）を指し，小腹に力なく指が差し入れられる状態や鈍麻や過敏などの知覚異常を小腹不仁という．**腎虚**と呼ばれる漢方医学における腎の機能とともに生命力が衰えた状態であることを示しており，高齢者であれば八味

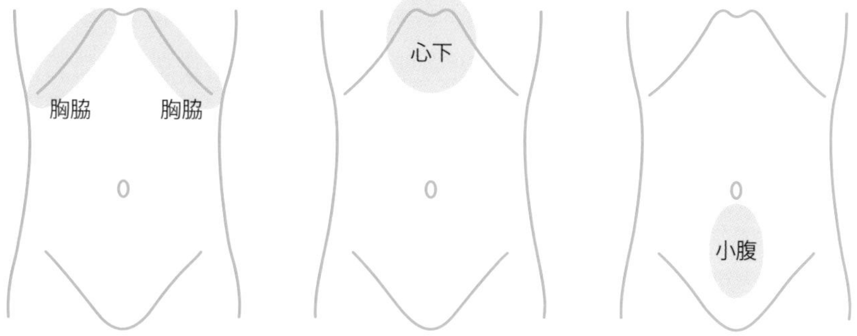

図 2-4　胸脇, 心下, 小腹

地黄丸や真武湯の所見であり, 若年者では六味丸, 小建中湯, 黄耆建中湯などが適応となる.

（7）瘀血：へその下部両側に圧痛がある場合を小腹硬満, S状結腸部に圧痛がある場合を小腹急結と呼び, 代表的な瘀血の腹証である. それぞれ桂枝茯苓丸, 桃核承気湯が適応となる.

（8）腹部振水音：胃のあたりを叩くとぽちゃぽちゃ音がする所見で, 胃の中に薄い胃液が停滞している状態（胃内停水）を示している. 六君子湯などが用いられる.

4. 証のとらえ方

1）先急後緩

「急性疾患の治療は先に行い慢性疾患の治療は後にする」という漢方の治療原則を先急後緩といい, 証の診断に際しては急性疾患と慢性疾患とをはっきり分けて考える.

急性疾患では病が時間とともに進行するので, 病がどの段階にあるのかが重要なポイントとなる. 傷寒論は急性感染症の経過を観察しつつ処方の決定を行う治療書であるが, この中では病気の進行に伴い**表 2-11** に示した段階に分けられている. それが六病位と呼ばれるものである. また, 身体と病気との反応において, 次に述べるように, 寒熱, 表裏といった考えが重要となる.

2）急性疾患の証のとらえ方

急性疾患の代表としてかぜを例にとって考える（**図 2-5**）.

病気の進行は必ずしも六病位の順序にこだわる必要はない. 強い便秘や下痢を伴う場合は**表 2-11** に示した順に病気が進行するが, 通常の上気道炎（かぜ）の場合, 多くは太陽病から少陽病に移行し, 長引くと陰病となる. しかし虚弱者, 高齢者など, 元来体力がない, または普段は体力があっても体力が消耗してしまっている状態では, いきなり少陰病から始まる「直中少陰」という場合もある. この場合, 体力や抵抗力が減弱しているた

表 2-11　病気の進行

太陽病	表	熱	かぜのひきはじめで病邪がまだ表にある	悪寒，発熱，頭痛，咽喉頭痛，関節痛，筋肉痛
陽明病			病邪が腹にまで達して高熱が出る	便秘，下痢，高熱，うわごと，腹部膨満
少陽病			病邪が呼吸器系に達して咳，痰が出はじめる	口が苦い，のどが渇く，めまい，嘔気，舌の白苔，従来寒熱*，夕方の熱
太陰病			長引いて消化器機能が落ちてくる	腹満，嘔吐，下痢，腹痛，食欲不振
少陰病			体力が消耗して倦怠感が強い	全身倦怠感，気力低下，胸苦しい，下痢，手足が冷える，咽中痛む
厥陰病	裏	寒	体力が落ち切って熱産生ができない重篤な状態	動悸，胸が痛い，下痢・嘔吐，四肢が冷たい

*悪寒と熱とが交互に生じる状態.

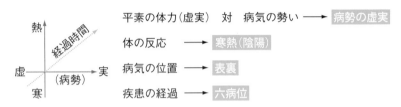

図 2-5　かぜと体のせめぎ合い

め，寒気，倦怠感が強く，脈をみると沈んで力がない．

　ここで重要なポイントに寒熱がある．寒熱は患者の自覚によるものであり，たとえ体温の上昇がなくても患者が自覚的に熱感を訴え，顔色が赤味を帯びており，あるいは発汗傾向があれば「熱」であり，体温計で熱があっても本人が寒気を訴え青白い顔でガタガタ震えていれば「寒」である．

　また，病邪が体の中のどこまで侵入したのかをみきわめることも重要である．とくに急性疾患の場合は刻一刻と症状が変化するので，六病位のいずれの段階であるのかをみきわめることが大切である．

　また，六病位での病気の進行の早さは，病邪の勢いやそのときの患者の状態との相対的な関係により異なる．

3）慢性疾患の証のとらえ方

　慢性疾患に対する治療は，その人の持つ体力・体質が重要なポイントとなり，体質の陰陽，体力の虚実，気・血・水といった概念が重要になる．

　*急性病の勢いと体との反応で生じる六病位の陰病（太陰・少陰・厥陰），陽病（太陽・陽明・少陽）の概念を拡大して慢性病に対応することも可能である．たとえば，平素，新陳代謝低下しがちで，冷え症，体が温まりにくいなどの症状があり，一般的に脈も遅い場合は，裏寒証で虚証となりやすい．こういう場合は，陰病期の処方である附子剤（真武湯，麻黄附子細辛湯），当帰芍薬散，四物湯などで体を温める治療が原則であるが，同時に養生として温かい服装を心がけたり，温かいものを食べたりするように注意する

必要がある．一方，ストレスに対する抗病期で新陳代謝亢進状態となり，暑がりで汗をかき，脈も速い場合は裏熱証で実証となりやすい．石膏剤（白虎湯，白虎加人参湯）や黄連解毒湯などの体を冷やす治療が原則である．

　平素の虚実，すなわち体質・体格的虚実は慢性疾患において処方を選択する際の指標となるが，急性疾患の場合と同様，体力の虚実に加え，内部・外部からの病邪やストレスとの攻防の結果として，虚実の状態が変わってくるので注意を要する．

　気・血・水の診断も，患者の体質をみきわめる上で重要な手がかりとなる（詳細は p. 24,「5）気血水」の項参照）．

4）西洋医学的診断と漢方医学的証の適用の実際

　現在の保険診療制度の中では，漢方薬を使用する際，基本的に西洋医学的診断を下さねばならない．たとえば，八味地黄丸の添付文書の効能・効果は，ツムラでは「疲労，倦怠感著しく，尿利減少または頻数，口渇し，手足に交互的に冷感と熱感のあるものの次の諸症：腎炎，糖尿病，陰萎，坐骨神経痛，腰痛，脚気，膀胱カタル，前立腺肥大，高血圧」，クラシエでは「疲れやすくて，四肢が冷えやすく，尿量減少または多尿で，ときに口渇がある次の諸症：下肢痛，腰痛，しびれ，老人のかすみ目，かゆみ，排尿困難，頻尿，むくみ」となっている．下線部は証の目標となる症状である．保険請求は，その後に記された西洋医学的な病名で行われることが多い．各社の記載の違いにも注意を払う必要がある．

　　＊疾患によっては証が限定されてくる場合もある．たとえば進行がん患者では，全身消耗状態が進み，気虚と血虚に陥るため十全大補湯を処方することが多い．しかしながら，多くの場合，同じ疾患でもさまざまな証の患者がみられ，治療薬は異なる．

5. 漢方医学と西洋医学

1）治療の視点

　苦しんでいる者を癒すという医の原則において，漢方医学と西洋医学に違いはない．しかし，両者の視点にはかなりの差がある．

a. 原因療法と対症療法，本治と標治

　西洋医学の治療に原因療法，対症療法という言葉がある．病気には必ず原因があり，それを取り除くのが原因療法である．一方，原因はわからないが目前の患者が腹痛で苦しんでおり，とりあえず鎮痙薬を投与しようとするのが対症療法である．しかしながら，西洋医学では原因の解明された疾病に対しては大きな力を発揮し得るが，原因の不明な場合には施すべき術がないということも少なくない．

　これに対し，漢方医学は患者の病態をそのまま受け入れて対処法（**本治**と**標治**）を考えるので，「原因がわからないから治療法もない」というようなことは起こらない．目前の患者は，すべて同等の治療の対象となり得るのである．このことは臨床的に非常に意味がある．しかし，漢方医学が数千年の歴史を誇りながら，結核菌やウイルスを発見し得な

かったのは，病態への対処を最重点とする枠内に留まっていたがゆえともいえる．

本治と標治：これは西洋医学の原因療法と対症療法に相当するように思われるが，基本的に異なる概念である．その病態の基本的認識（漢方的認識），たとえば瘀血，水滞などに対する治療が本治で，ある病態の表面的に現れている症候に対する治療が標治である．

> *皮膚病を例にとれば，その根本原因を瘀血とみて駆瘀血薬（p. 40，「第3章　2.　主要な薬能による分類の解説」の項参照）を投与するのが本治で，皮膚病変に対して広く使われる消風散や十味敗毒湯を対症的に与えるのが標治である．多くの場合，同名の疾患や症状でも患者によってさまざまな証がみられ，治療薬も異なる．こうした個人差をみきわめて体質から根本治療する（本治）のが漢方的手法であるが，現実には表位に出ている症状を目標に治療することもある（標治）．たとえば咳の出ている患者に対して，腹診所見などから柴胡桂枝乾姜湯を用いるのか（本治），麻杏甘石湯のような咳を止める薬を用いるのか（標治）の判断は，時と場合による．いずれにしても，患者の病態をどう考えるかという枠内での対処である．

b.　漢方医学の治療観と西洋医学の治療観

東洋の自然観の根本には陰陽の概念があり，万物の存在とその変化（森羅万象）をこの陰と陽の対立と統一，消長と転化によるものとして説明する．人間も同じく自然界の一員であるから，当然この陰陽の論理に支配される．陰陽論では，陰陽が調和し，ともに順調に巡ることが健全で好ましい状態と認識する．ここに漢方医学の健康観と病理観の基礎がある．換言すれば，漢方医学における治療は，生薬を用いてこの陰陽のバランスを整え，気・血・水が順調に巡るようにする作業である．

> *例：温熱は陽で寒冷は陰である（p. 17参照）．患者が寒がる場合，温熱性の生薬（処方）を与え，熱（陽）を産生して寒（陰）を抑えると，気や血の巡りがよくなり身体が温まる．

一方，西洋医学における治療は，原因を追究しそれを取り除く作業に重点がある．このように，東西両医学の治療観は大きく異なっているが，両者を正しく認識し，おのおのの長所と短所を理解することが重要である．

2)　漢方医学の治療の一般則，治療の順序

漢方治療には，**病毒を排出しやすい方向に導く**という一般則がある．病邪が表位にあれば**解表**する（病邪を皮膚の表面から汗とともに駆逐すること，p. 22，「汗」法参照．桂枝湯，麻黄湯などを用いる）．裏にあれば**瀉下**する（大黄や芒硝を含む大黄剤・承気湯類を用いる，p. 23参照）．

治療を誤らないために，一般則として，以下の順序で治療を進める．

① 表証と裏証が同時に存在するときは，表位を治して後に裏を攻める（**先表後裏**）．

② 虚実混交のときは，虚（正気の虚：不足）を補って後に実（病邪のみちていること）を攻める（**先補後瀉**）．

③ 虚証，実証の判定に迷うときはまず虚証として治療する（誤って虚証に瀉下薬を用いると，虚証が悪化したり重篤な副作用が発症したりすることがある）．

④ 新病を先に治療し，慢性病を後にする（**先急後緩**，例：慢性病を持つものがかぜを
ひいたときには，かぜの治療を先に行う）．

3) 治療の実践

a. 処方

　以上，種々の概念で病態を認識し，それに対する生薬を組み合わせる（処方する）ので
あるが，日本では伝統的に，主として傷寒論や金匱要略をはじめとする医学書の古典に収
載されている処方単位で考えることが多い．

　　　*たとえば葛根湯の適応する病態（葛根湯証），小柴胡湯の適応する病態（小柴胡湯証）
　　と全体的にとらえ，病気に対処する．もちろんこれのみではうまくいかない場合も多い
　　ので，複数の処方を合わせたり（合方），煎じ薬の場合には特定の生薬を加えたり減じ
　　たりするなどの工夫を行う．

b. 瞑眩

　漢方には瞑眩という現象がある．治病過程での好転反応として，一時的に病状が悪くな
ることである．たとえば，皮膚病の治療中，適応する処方を与えることで皮膚病変が一時
悪化し，その後急速に改善することがある．「瞑眩せざれば病癒えず」ともいわれているが，
瞑眩と副作用の区別は難しい．漢方薬を服用後，症状が悪化したり副作用と思われるもの
が発症したりした場合には，安易に瞑眩と判断しないで，専門の医師や薬剤師に相談する
べきである．

4) その他

　現在の日本の医療体制のもとで，漢方医学だけで治療することは現実的でない．また西
洋医学で原因が解明され，治療薬が開発されているものはそれを優先すべきである．高血
圧症を例にとれば，すぐれた降圧薬が数多く開発され，血圧そのものの管理は容易になっ
た．しかし，血圧の数値を下げればすべてが解決するわけではなく，漢方薬の出番も多い
と考えられる．要は，西洋薬と漢方薬をうまく併用することであろう．その際，一緒に服
用させるのか，別々にすべきか，別々の場合にはどの程度時間を離すべきかなどについて
の科学的な検討はいまだ十分でないが，インターフェロン製剤と小柴胡湯の併用で重篤な
副作用（間質性肺炎）の報告があり，注意が必要である．

　また，葛根湯のように温熱薬を用いて抗病反応を促しながら発汗させる処方と西洋薬の
解熱剤とは相反するベクトルを有するので，併用することで作用が相殺されるおそれがあ
るため，併用すべきではない．

3. 生薬の気味と薬能

　漢方では，個々の生薬を薬性と薬味で分類しており，薬性と薬味はあわせて性味と呼ばれ，生薬の薬能，すなわち漢方における生薬の薬効に大いに関係する．漢方処方は，複数の生薬で構成されているため，処方の薬効を理解する上でも，個々の生薬の薬性・薬味を知ることが重要である．『神農本草経』には，「薬に酸・鹹・甘・苦・辛の五味あり，また寒・熱・温・涼の四気あり」と記載されている．四気とは生薬の持つ薬性を分類するもので，寒・涼・温・熱の4種類の性質である．寒・涼の性を有する生薬は体内の熱を冷ます清熱作用を有し，涼薬は，寒薬ほど作用は強くなく，清涼感がある．熱・温の性を有する生薬は身体の冷え，寒邪を除き，新陳代謝を亢進する．熱薬は身体内部を温める温裏作用があり，温薬は熱薬の作用よりも少し弱い．『神農本草経』には「寒を治するには熱薬を以て治し，熱を治するには寒薬を以て治す」と記載されており，これは漢方における用薬の基本原則の1つである．なお，寒・涼・熱・温いずれにも属さない生薬として，甘草，茯苓などがあり，時に平と呼ばれる．この分類に基づくと五気の分類ということになるが，平は数えず，四気と呼んでいる（表3-1）．

　五味は生薬の特徴的な味を指し，酸・苦・甘・辛・鹹の5種類に分類される．淡・渋を加えて七味と称する場合もある．五味は五行説に基づく生薬の分類で，その薬物が五臓のどれに作用するかを知る上で重要とされる（表3-2）．

　酸とはすっぱい味で，生体の体液が体外へいたずらに漏れることを防ぐ（収斂，固渋）作用を有する．山茱萸，五味子，酸棗仁などが属し，五臓のうちの肝の失調を改善するとされる．苦とはにがい味で，生体内の熱を冷まし（清熱），鎮静，健胃・整腸または瀉下などの作用を有する．黄連，黄柏，大黄，蒼朮などが属し，心に作用するとされる．甘とは甘味で，脾の機能低下を補い生体の気を益し（補気作用），水を増やして潤し（滋潤作用），諸薬の作用を調和（緩和作用）する．人参，黄耆，甘草，地黄，白朮などが属する．辛とは刺激性の辛い味で，気を巡らせ（理気作用），表位に侵襲した外邪を体外へ発散することで解表し，また胃を健やかにする作用を有する．桂皮，生姜，薄荷，蘇葉などが属し，

表 3-1　四気

四気	主な生薬
寒	石膏，黄連，大黄，芒硝など
涼	粳米，薄荷など
熱	附子，乾姜，呉茱萸など
温	桂皮，当帰，人参など
平	甘草，大棗，茯苓など

表3-2 五味

五味	五臓	作用	主な生薬
酸	肝	収斂・固渋	山茱萸，五味子，酸棗仁，芍薬
苦	心	清熱・鎮静・瀉下	黄連，黄柏，大黄，乾地黄，蒼朮，白朮
甘	脾	補気・滋潤・緩和	人参，黄耆，甘草，麦門冬，熟地黄，乾地黄，桂皮，白朮
辛	肺	理気・発散・解表	桂皮，生姜，薄荷，蘇葉，陳皮，蒼朮
鹹	腎	軟堅・散結・瀉下	芒硝，牡蛎

肺に作用するとされる．鹹は塩からい味で，硬いものを軟らかくし，体内の気・血・水や摂取した食物（穀気）がうっ積して固く結したものを散らして消し去る作用や瀉下作用を有する．芒硝，牡蛎などが属し，腎の作用を強めるとされる．また，淡は無味で，石膏，茯苓などが属し，体内の余分な水を身体から滲み出させて利水し，鎮静する作用を有し，苦味と類似する．渋は，収斂し，精を固めて充実させ精気や精液の漏れを止める作用や，止瀉作用を有し，酸味と類似する．

このように，生薬の薬能を知ることで，生薬が標的とする五臓，主な作用，および作用の方向性などを知ることができる．なお，生薬の有する味は必ずしも五味のうちの1つだけとは限らない．たとえば，桂皮は辛・甘，地黄は苦・甘，蒼朮は辛・苦，白朮は甘・微苦，山茱萸は酸・渋である．

1. 生薬各論

個々の生薬の薬能を理解した方が，処方意図を理解しやすい場合も多い．しかし，その記述は出典によって大きく異なり，たとえば，黄耆の薬能は，『中華人民共和国薬典』には「補気升陽，固表止汗，利水消腫」とされており，『本草備要』には「(1) 生用固表，無汗能発，有汗能止．(2) 温分肉，実腠理，寫陰火，解肌熱．(3) 炙用，補中益元気，温三焦，壮脾胃．(4) 生血生肌，排膿内托，瘡癰聖薬．」，『神農本草経』には「治癰疽久敗瘡．排膿止痛．大風癩疾．五痔鼠瘻．補虚．小児百病．」とされている．日本では江戸時代に，古方派によって実証主義的な観点から傷寒論に記載される生薬の薬能を検証する試みが広く行われた．古方派の先人たち，中でも吉益東洞が現代の漢方に及ぼした影響は，とくに大きい．

参考までに，主要生薬について，東洞の著書である『薬徴』から薬能に関する記載を抜粋して書き下したものを以下に記す．あわせて理解を深めるために役立つ知識を附記した．各生薬の基原・成分などについては，生薬学の教科書で学んで欲しい．なお，「主る」は，つかさどると読み，薬能を示す．今後，漢方の学習を進めていく上では，上述の書を含め多くの古籍における記載も理解していく必要があるが，薬学教育モデル・コアカリキュラムの範囲を逸脱するので，本テキストでは表3-3に，主要な薬能による薬物分類を，薬味薬性とあわせて一覧として示す．なお，薬物分類は『傷寒・金匱薬物辞典』のものを採用した．

黄耆　肌表の水を主る．故に能く黄汗，盗汗，皮水を治す．又傍ら身体腫れ，或いは不仁なる者を治す．（皮膚の汗腺を閉じて止汗する一方で，流れが停滞した水を利することで，身体の腫れやしびれを治す．）

　　　　　 *後世方では汗腺が緩む原因を気が不足していると考え，人参とともに補気，滋養強壮作用があるとされる．

黄芩　心下痞を治す．傍ら胸脇満，嘔吐，下利を治す．（胸苦しさ（心下痞）を治す．また，脇腹が張る（胸脇満），嘔吐，下痢などの症状を改善する．）

黄連　心中煩悸を主る．傍ら心下痞，吐下，腹中痛を治す．（主として精神不安や興奮を鎮静する．心下部のつかえ（心下痞），嘔吐や下痢，腹痛などの症状を改善する．）

葛根　項背の強りを主治する．傍ら喘して汗出るを治す．（項や背中の強ばりを主治する．また，喘息して，自然に発汗があるものを治す．）

乾姜　結滞の水毒を主治する．傍ら嘔吐，咳，下利，厥冷，煩躁，腹痛，胸痛，腰痛を治す．（主に体液の偏在や停滞を治す．また，嘔吐，咳，下痢，手足の冷え，煩悶して落ち着かない状態，腹部，胸部，腰部の疼痛を治す．）

　　　　　 *乾姜は，ショウガの根茎を湯通しまたは蒸したものである．生姜は食用のショウガ（ヒネショウガ）で代用することも可能であるが，その場合は水分を含むため，2〜4倍程度多く用いる．

甘草　急迫を主治する．故に裏急，急痛，攣急を治す．而して傍ら厥冷，煩躁，衝逆等，諸般急迫の毒を治す．（主に急迫した腹部けいれんや疼痛を治す．したがって，急性の胃腸痛やけいれんなどに用いられる．また，手足の冷え，煩悶して落ち着かない状態，衝き上げるような急激なのぼせの状態などの諸々の急迫症状も治す．）

　　　　　 *甘草を煎って製した炙甘草は補気作用が強いとされる．
　● 注　　意 ● 1日量としてカンゾウ 2.5 g 以上を含有する方剤（黄連湯，甘草湯，甘麦大棗湯，桔梗湯，芎帰膠艾湯，桂枝人参湯，五淋散，炙甘草湯，芍薬甘草湯，小青竜湯，人参湯，排膿散及湯，半夏瀉心湯など）は，原疾患，症状を悪化させるおそれがあるため，アルドステロン症，ミオパチー，低カリウム血症の患者に投与しないこと．

杏仁　胸間停水を主治する．（主に胸部膨満感を伴う咳嗽，痰，喘息を治す．）

　　　　　 *「専ら医薬品として使用される成分本質（原材料）リスト」および「医薬品的効能効果を標ぼうしない限り医薬品と判断しない成分本質（原材料）リスト」においては，杏仁豆腐の原材料など食用に供することができるものをカンキョウニン，もっぱら医薬品として使用されるものはクキョウニンと区別している．

桂皮　衝逆を主治する．傍ら奔豚，頭痛，発熱，悪風，汗出，身痛を治す．（主に衝き上げる

ような上気のはなはだしい状態を治す．また，発作的な衝き上げるような上気，頭痛，発
熱，悪寒，自汗，身体の疼痛も治す．）

　　　　*漢方処方用薬としてかぜ薬，鎮痙薬，解熱鎮痛消炎薬，動悸抑制薬，保健強壮薬，
婦人薬とみなされる処方に高頻度で配合されている．また，食欲不振，消化不良の症状
に対し芳香性健胃薬として粉末を配合剤として用いる（1日最大分量1g）．神農本草経
の牡桂，菌桂に相当するとされる．中医学では，桂皮を肉桂と称し，桂枝と区別して用
いる．

厚朴　胸腹脹満を主治する．傍ら腹痛を治す．（主に胸腹部の張りや膨満感を治す．また，腹
痛も治す．）

柴胡　胸脇苦満を主治する．傍ら寒熱往来，腹中痛，脇下痞鞕を治す．（胸から季肋下にかけ
て膨満し，圧迫感があり苦しい胸脇苦満の状態を主に治す．また，微熱がだらだらと継続
する状態（往来寒熱），腹痛，脇下の硬い張りなども治す．）

　　　　*少陽病期の清熱薬として用いられる．

地黄　血証及び水病を主る．（血や水の不調を主治する．）

　　　　*自然乾燥した乾地黄に対し，水や酒で燻蒸するなどの修治が施された地黄を熟地黄
という．熟地黄では味は甘，気は温となり，補血作用が強いとされる．

芍薬　結実して拘攣するを主治する．傍ら腹痛，頭痛，身体不仁，疼痛，腹満，咳逆，下利，
腫膿を治す．（主に筋肉の攣急を緩和する．また，腹痛，頭痛，身体手足のしびれ，疼痛，
腹満，こみあげる咳，下痢，化膿性の腫れ物などに用いる．）

朮　利水を主る．故に能く小便自利，不利を治す．傍ら身疼煩，痰飲失精，眩冒，下利，喜
唾を治す．（利水作用がある．したがって，尿漏れや尿閉を治す．また，身体の煩わしい
痛み，水滞，精液の漏れ，めまい，下痢，しきりに唾が出る状態を治す．）

　　　　*現在，朮は蒼朮と白朮の2種に区別されているが，唐代以前はただ朮とのみ記され
ている．両者は水滞を去り脾胃を健やかにする点で同じであるが，蒼朮は発汗に作用し，
白朮は止汗に作用すると，『本草綱目』などにはその区別が明らかにされている．東洞は，
利水作用において蒼朮が白朮に勝るため，蒼朮を用いる，としている．

石膏　煩渇を主治するなり．傍ら譫語，煩躁，身熱，頭痛，喘を治す．（身体全体に熱感があり，
激しく口が渇く症状を主治する．また，うわごと，焦燥感，身体全体の熱感，頭痛，喘息
を治す．）

大黄　結毒を通利するを主るなり．故に能く胸満，腹満，腹痛及び便閉，小便不利を治す．傍
ら発黄，瘀血，腫膿を治す．（体内に結した毒を糞便として体外へ排出する作用がある．
したがって，胸が詰まって苦しい，腹部の膨満，腹痛および便秘，排尿困難を治す．また，

黄疸，末梢循環障害，化膿性の腫れ物などを治す.）

大棗 攣引強急を主治する．傍ら咳嗽，奔豚，煩躁，身疼脇痛，腹中痛を治す.（主にひきつりを治す．また，咳嗽，発作的な衝き上げるような上気，焦燥感，身体の疼痛や脇の痛み，腹痛を治す.）

人参 心下痞堅，痞鞕，支結を主治する．傍ら不食，嘔吐，喜唾，心痛，腹痛，煩悸を治す.（心窩部がつかえて堅くなった状態，心窩部の腹直筋の緊張がとくに強い状態などを主に治す．また，食欲不振，嘔吐，しきりに唾が出る状態，心痛，腹痛，煩わしいほどの動悸を治す.）

半夏 痰飲，嘔吐を主治する．傍ら心痛，逆満，咽中痛，咳，悸，腹中雷鳴を治す.（主に上腹部に病的な水が停滞した状態，嘔吐を治す．また，上腹部の痛み，心窩部が下から押し上げられるような感覚，腹がゴロゴロ鳴るもの，咽頭痛，咳，動悸を治す.）

茯苓 悸及び肉瞤筋惕を主治する．傍ら小便不利，頭眩，煩躁を治す.（動悸や表層筋肉のピクピクとしたけいれんを主に治す．また，小便不利，めまい，焦燥感を治す.）

附子 水を逐うを主る．故に能く悪寒，身体，四肢及び骨節の疼痛，或いは沈重，或いは不仁，或いは厥冷を治す．傍ら腹痛，失精，下利を治す.（腹水・胸水・浮腫などを治す．したがって，悪寒，身体や四肢，関節の疼痛，重く痛むもの，しびれ，あるいは手足の末端の冷えを治す．また，腹痛，精液の漏れ，下痢を治す.）
　　　　　*ブシ（日局）はすべて修治を施し，毒性の強いブシジエステルアルカロイド含量が規定値以下であることを純度試験の項で規定している.

芒硝 堅を耎することを主る．故に能く心下痞堅，心下石鞕，小腹急結，結胸，燥屎大便鞕を治す．傍ら宿食，腹満，小腹腫痞等の諸般の難解の毒を治す.（体内で何かが固まった状態を柔らかくする．心窩部の堅いつかえ感や下腹部の強い圧痛，心下部が膨隆して石のように硬く痛む状態，燥性ある硬くなった便が出る便秘を治す.）
　　　　　*漢方における塩類下剤である.

麻黄 喘咳，水気を主治するなり．傍ら悪風，悪寒，無汗，身疼，骨節痛，一身黄腫を治す.（咳や喘息，関節に水が溜まった状態を主に治す．また，悪風もしくは悪寒し，汗無く，身体や関節に疼痛がある状態，身体が黄色くなってむくんだ状態を治す.）
　　　　　*エフェドリン塩酸塩（日局）の抽出原料でもある．エフェドリン単独でも気管支喘息などの鎮咳去痰薬に使われる.
● 注　意 ● 不眠，心悸亢進，胃もたれなどの副作用が起こりやすい．循環器疾患患者の使用，および甲状腺製剤，MAO阻害薬との併用は要注意．狭心症，心筋梗塞の既往者は使用を避ける.

2. 主要な薬能による分類の解説　••••

- ●発汗解表薬：発汗させ表位にある邪を排除する薬物．発汗による解熱作用を示す．温性の薬物（温薬）を用いる場合と，涼性の薬物（涼薬）を用いる場合とがある．
- ●清熱薬：寒・涼の性をもって体内の熱を冷ます薬物．涼薬よりは寒薬の方が冷ます作用は強い．体内の熱によって煩躁し胸苦しい状態を改善する作用がとくに強いものを清熱除煩薬と称す．
- ●瀉下薬：排便を促す薬物．性が寒の瀉下薬は，体内の熱も瀉すことで清熱作用も示す．
- ●温補薬：熱を補い，体を温める作用を主とする薬物．主要な温補薬は熱性の強い大熱薬であるが，補益強壮薬の人参や補血薬の当帰なども温補作用を示す．
- ●気薬：気の流れる速さや方向，量などを調整する薬物．
  - ▶行気薬：気を行らせ，気の停滞「気滞（気うつ）」を治す薬物．理気薬ともいう．
  - ▶降気精神安定薬：逆上して上方にうっ積した気を降ろし，のぼせを改善して，精神を安定させる薬物．気の上逆によって生じる咳嗽も治す．
  - ▶補気精神安定薬：虚した気を補って，精神安定をはかる薬物．
- ●補益強壮薬：中（内臓機能）を補って気を益し，強壮作用を示す薬．五臓の中心である脾胃の気を補うことが最も重要視され，単に補気薬と称される場合も多い．
- ●補津薬：不足した津液を補う薬．津液とは，漢方の水に相当する中医学の概念で，体液とその生理的な機能を意味する．潤して乾燥を治すので，潤燥薬とも称される．
- ●利水・去湿薬：水の量や巡りを調整することで水の生理的な利き目を調整し，水が過度に偏在・蓄積して生じた水滞による害を去る薬．「湿」とは，漢方の水滞に相当する中医学の概念である．
- ●鎮咳去痰薬：主に鎮咳去痰をはかる薬物．原因に応じて，利水・去湿，清熱，補津，排膿などの作用を持つ薬物と配合して用いる．
- ●血薬：血の量や巡り，機能を調整する薬物．補血薬，止血薬，活血駆瘀血薬に大別される．
  - ▶補血薬：血を補う薬物．
  - ▶止血薬：止血する薬物．
  - ▶活血駆瘀血薬：末梢血液循環の滞りを改善する薬．単に駆瘀血薬と称される場合も多い．
- ●排膿薬：化膿でできた膿を排出し，治癒を促す薬物．

表 3-3　生薬の性味薬能一覧

生薬名	性	味	主要な薬能による分類
阿膠	平	甘	補血薬
黄耆	微温	甘	補益強壮薬（補気薬）
黄芩	寒	苦	清熱薬
黄柏	寒	苦	清熱薬
黄連	寒	苦	清熱薬
葛根	平 あるいは 涼	甘・辛	発汗解表薬
滑石	寒	甘・淡	利水・去湿薬
乾姜	熱	辛	温補薬
甘草	平	甘	気薬（降気精神安定薬）
菊花	涼	甘・苦	発汗解表薬
桔梗	平	苦・辛	鎮咳去痰薬
枳実	涼	苦・酸	気薬（行気薬）
杏仁	温	苦	鎮咳去痰薬
桂皮（桂枝）	温	辛・甘	発汗解表薬
膠飴	微温	甘	補益強壮薬（補気薬）
粳米	平	甘	補津薬（潤燥薬）
厚朴	温	苦・辛	気薬（行気薬）
呉茱萸	熱	辛・苦	温補薬
五味子	温	酸	鎮咳去痰薬
柴胡	涼	苦	清熱薬
細辛	温	辛	温補薬
山梔子	寒	苦	清熱薬（清熱除煩薬）
山茱萸	微温	酸	補益強壮薬（補気薬）
山椒（蜀椒・花椒）	熱	辛	温補薬
酸棗仁	平	甘・酸	気薬（補気精神安定薬）
山薬	平	甘	補益強壮薬（補気薬）
地黄　生地黄・乾地黄	涼	甘・苦	補血薬
地黄　熟地黄	微温	甘	補血薬
芍薬	涼	苦・酸	補血薬
生姜（乾生姜）	温	辛	発汗解表薬
小麦	涼	甘	気薬（補気精神安定薬）

生薬名	性	味	主要な薬能による分類
升麻	涼	甘・辛	発汗解表薬
石膏	寒	甘・辛	清熱薬
川芎	温	辛	活血駆瘀血薬（駆瘀血薬）
蒼朮	温	辛・苦	利水・去湿薬
蘇葉	温	辛	気薬（降気精神安定薬）
大黄	寒	苦	瀉下薬
大棗	温	甘	気薬（補気精神安定薬）
沢瀉	寒	甘	利水・去湿薬
知母	寒	苦	清熱薬
猪苓	平	甘・淡	利水・去湿薬
陳皮（橘皮）	温	辛・苦	気薬（行気薬）
冬瓜子	涼	甘	排膿薬
当帰	温	甘・辛	補血薬
桃仁	平	苦・甘	活血駆瘀血薬（駆瘀血薬）
独活	温	辛・苦	発汗解表薬
人参	温/平	甘・微苦	補益強壮薬（補気薬）
麦門冬	寒	甘・微苦	補津薬（※潤燥薬）
半夏	温	辛	鎮咳去痰薬
百合	涼/平	甘・苦	補津薬（潤燥薬）
白朮	温	苦・甘	利水・去湿薬
茯苓	平	甘・淡	利水・去湿薬
附子	大熱	辛・甘	温補薬
防已	寒	苦・辛	利水・去湿薬
芒硝	寒	鹹・苦	瀉下薬
防風	微温	辛・甘	発汗解表薬
牡丹皮	涼	苦・辛	活血駆瘀血薬（駆瘀血薬）
牡蛎	涼	鹹・渋	気薬（降気精神安定薬）
麻黄	温	辛・苦	発汗解表薬
麻子仁	平	甘	瀉下薬
木通	寒	苦	気薬（行気薬）
竜骨	平	甘・渋	気薬（降気精神安定薬）

4. 重要な漢方処方

1. 漢方処方における生薬の組み合わせ

　漢方処方は生薬の組み合わせによりさまざまな薬効を発現し，証に従って使い分けられている．漢方処方を構成する生薬はそれぞれ特徴的な薬能を有し，君臣佐使という組み合わせにより処方の効果を最大限発揮できるように設計されている．この君臣佐使薬については2種類の考え方がある．1つは神農本草経（神農本草経集註）に記載された考え方で，上薬・中薬・下薬に分類された365種の薬物を処方として利用する際の原則として，「上薬は君薬として，天にあてる．中薬は臣薬として，人にあてる．下薬は佐使薬として，地にあてる」とされている．神農本草経による分類は，人体に対する薬効と毒性の強さに基づいて，無毒で生命を養う君薬（上薬），体力を養い有毒にも無毒にもなる臣薬（中薬），病気の治療薬となる佐使薬（下薬）の3つに分類する考え方で，現代の特定保健用食品・栄養機能食品，医薬部外品，医薬品の分類にも通じる点で興味深い．

　一方，素問では，処方の主たる薬能を代表する中心的な生薬を君薬，君薬の薬能を補強する生薬を臣薬，君薬・臣薬の働きを助ける，または効果を調節し，副作用を防止する生薬を佐薬，各生薬を調和し，君臣佐薬を補助する生薬を使薬としている．一般には，漢方処方の中心的な役割を果たす生薬を君薬とする素問の考え方が採用されている．たとえば，麻黄湯の構成生薬は，麻黄，桂皮，杏仁，甘草の4種類で，このうち君薬は麻黄（解熱・鎮痛，鎮咳，発汗）である．君薬の場合，麻黄湯のように処方名に生薬名が使われているものも多く，処方の主たる薬能を代表している生薬といえる．桂皮は臣薬で，麻黄の各作用を強化している．杏仁は佐薬で，咳や痰などの随伴症状を改善する役割を持ち，甘草は使薬として各生薬の作用を調和している．

　君臣佐使薬は漢方処方中いずれも重要な役割を担っており，臣佐使薬を1つ変えるだけで，または配合量を変えるだけで漢方処方の使用目的が変わる．たとえば，麻黄湯は悪寒があり，無汗の人に用いるが，麻黄湯の桂皮を石膏に変えた麻杏甘石湯は口渇，熱感があり，自然の発汗のある人に用いる．また，桂枝湯は太陽病期の解表薬であるが，桂枝湯中の芍薬の配合量を増量した桂枝加芍薬湯は，太陰病期の腹満や腹痛を改善する処方に変化し，さらに桂枝加芍薬湯に膠飴を加えた小建中湯は虚弱体質の改善薬になる．1つひとつの生薬の組み合わせが漢方処方の薬能上いかに重要であるかを示しており，生薬の組み合わせの妙が漢方処方の最大の特徴である．ただし，佐使の分類については出典によって異なる場合も多いので，代表的な君薬-臣薬の組み合わせを理解しておけばよい．麻黄湯，桂枝湯，小柴胡湯を例にとると，君薬-臣薬は，それぞれ麻黄-桂皮，桂皮-芍薬，柴胡-黄

芩である．

　　　*君薬-臣薬の組み合わせは，2つの生薬の組み合わせの法則である七情（単行・相須・相使・相反・相悪・相殺・相畏）では，相使（ある薬物が別の薬物の効力を増強するか，両者ともに効力が増大すること）に相当する．

漢方処方の構成生薬と配合量　　Ｃolumn

　漢方処方は決まった量の生薬を複数組み合わせた薬剤であり，配合する生薬とそれらの量を記載した成書が残されている．現在日本で使われている漢方処方の中には，長い使用の歴史があり，3世紀はじめの書とされる『傷寒論』，『金匱要略』に収載されているものも多い．ある漢方処方に関する記述がはじめて現れる文献をその処方の原典と呼ぶが，長い使用の歴史の中で，同じ処方名でも原典とは生薬の配合量が異なる処方や，配合する生薬自体が異なるものが使われるようになり，それが別途成書に記録されて現在でも使われている場合がある．たとえば日本薬局方には生薬の配合量が異なる4種類の葛根湯エキスの規格が収載されているが（p. 93，第5章表5-1参照），おのおのの根拠となる成書が存在し，これらに対応する医療用漢方エキス製剤が市販されている．本章では，処方に配合される生薬の量をたとえば「桂皮3〜4 g」のように幅を持たせて記載している．これはこの範囲内で自由に分量を決めることができるという意味ではなく，複数の処方が存在する中で桂皮の配合量が最も少ない処方が桂皮3 g，最も多い処方が桂皮4 gであることを意味している．本書では配合生薬と配合量，ならびに効能・効果を「新一般用漢方処方の手引き」に従って記載しているので，詳しくはそちらを参照してほしい．

2.　漢方処方各論

　　　各処方の見出し右に掲載した図は，5段階の体力レベル（Ⅰ：体力虚弱，Ⅱ：やや虚弱，Ⅲ：体力中等度，Ⅳ：比較的体力あり，Ⅴ：体力充実）に対する各処方の適応度をポイント数（0〜2）で表したものである．　2　は中心的な対応レベルを，　1　は裾野の広がりを示している．

1）桂枝湯類

　　　辛温解表の薬能を有する桂皮が構成生薬の中心である漢方薬群で，表位の寒による頭痛・悪風・発熱，表位の虚による自汗，気の上衝による頭痛・のぼせ・動悸，また脾胃の虚による腹満・腹痛を伴うものに用いられる．太陽病の虚証のほか，太陰病の虚証に用いる処方にも桂枝湯が基本となっているものがある．

a. 桂枝湯（原典：傷寒論・金匱要略）

虚弱	1	2	0	0	0	充実
	Ⅰ	Ⅱ	Ⅲ	Ⅳ	Ⅴ	

配合生薬と配合量

　　　桂皮3〜4 g，芍薬3〜4 g，大棗3〜4 g，生姜1〜1.5 g，甘草2 g．

効能・効果

　　　体力が虚弱で，汗が出るものの次の症状：かぜの初期．

処方構成

　　　桂皮は表位の寒を温め，表位の虚を補って止汗し，さらに気の上衝を引き下げる作用がある．芍薬は鎮痛・鎮痙作用を有し，筋の緊張をやわらげる．生姜は脾胃を温め，消化機

能を向上させる．大棗は生姜の刺激を緩和し消化機能を整え，甘草は諸薬を調和させ，また芍薬と相乗的に作用し，鎮痛・鎮痙効果を発揮する．

重大な副作用

偽アルドステロン症，ミオパチー（甘草）．

相互作用

併用注意：甘草含有製剤，グリチルリチン酸およびその塩類を含有する製剤（甘草）．

b. 桂枝加芍薬湯（原典：傷寒論）

虚弱	1	2	1	0	0	充実
	I	II	III	IV	V	

配合生薬と配合量

桂皮 3〜4 g，芍薬 6 g，大棗 3〜4 g，生姜 1〜1.5 g，甘草 2 g．

効能・効果

体力中等度以下で，腹部膨満感のあるものの次の諸症：しぶり腹，腹痛，下痢，便秘．

処方構成

桂枝湯の芍薬の配合量を倍にすると，太陰病期の腹満・腹痛（身体虚弱者の腹痛・下痢）に用いられる桂枝加芍薬湯となる．芍薬は甘草と協力して腹直筋の緊張をやわらげ，腹痛，下痢，便秘を治す．下痢をしても残便感があるような場合（裏急後重，しぶり腹）に適する．

重大な副作用

偽アルドステロン症，ミオパチー（甘草）．

相互作用

併用注意：甘草含有製剤，グリチルリチン酸およびその塩類を含有する製剤（甘草）．

c. 小建中湯（原典：傷寒論・金匱要略）

虚弱	1	2	0	0	0	充実
	I	II	III	IV	V	

配合生薬と配合量

桂皮 3〜4 g，生姜 1〜1.5 g，大棗 3〜4 g，芍薬 6 g，甘草 2〜3 g，膠飴 20 g．

効能・効果

体力虚弱で，疲労しやすく腹痛があり，血色がすぐれず，時に動悸，手足のほてり，冷え，ねあせ，鼻血，頻尿および多尿を伴うものの次の諸症：小児虚弱体質，疲労倦怠，慢性胃腸炎，腹痛，神経質，小児夜尿症，夜泣き．

処方構成

桂枝加芍薬湯に，さらに補気作用を有する膠飴を加えたものであり，建中湯類の代表的な処方である．建中とは，中焦すなわち脾胃（消化管機能）を建て直すという意味である．膠飴は脾胃の気を補い，また消化管の緊張をやわらげ，冷えなどによる腹痛や虚脱状態の急迫症状を解消する．桂枝加芍薬湯証よりさらに虚弱な人に用いられる．

重大な副作用

偽アルドステロン症，ミオパチー（甘草）．

相互作用

併用注意：甘草含有製剤，グリチルリチン酸およびその塩類を含有する製剤（甘草）．

〈参考〉

医療用漢方エキス製剤で，原生薬として甘草を 2.5 g 以上使用しているものはない．

d. 桂枝加朮附湯（原典：方機）

虚弱

1	2	0	0	0
I	II	III	IV	V

充実

配合生薬と配合量

桂皮 3〜4 g，芍薬 3〜4 g，大棗 3〜4 g，生姜 1〜1.5 g，甘草 2 g，蒼朮（または白朮）3〜4 g，加工ブシ 0.5〜1 g.

効能・効果

体力虚弱で，発汗があり，手足が冷えてこわばり，時に尿量が少ないものの次の諸症：関節痛，神経痛.

処方構成

桂枝湯に利水薬である蒼朮（または白朮）と，体を強く温める作用と鎮痛作用のある加工ブシを加えた処方である．桂枝湯証よりもさらに冷えが強く，水滞と痛みのあるような人に用いられる.

重大な副作用

偽アルドステロン症，ミオパチー（甘草）.

相互作用

併用注意：甘草含有製剤，グリチルリチン酸およびその塩類を含有する製剤（甘草）．附子含有製剤（附子）.

その他の注意

体力の充実している患者には用いない．副作用として，心悸亢進，のぼせ，舌のしびれ，悪心などが発症することがある（附子）．妊婦または妊娠している可能性のある婦人には投与しないことが望ましい（附子）．小児には慎重に投与する（附子）.

参考

桂枝加朮附湯よりもさらに水滞が強い場合は，利水作用を有する茯苓を加えた桂枝加苓朮附湯（原典：方機）が用いられる.

e. 桂枝加竜骨牡蛎湯（原典：金匱要略）

虚弱

1	2	1	0	0
I	II	III	IV	V

充実

配合生薬と配合量

桂皮 3〜4 g，芍薬 3〜4 g，大棗 3〜4 g，生姜 1〜1.5 g，甘草 2 g，竜骨 3 g，牡蛎 3 g.

効能・効果

体力中等度以下で，疲れやすく，神経過敏で，興奮しやすいものの次の諸症：神経質，不眠症，小児夜泣き，夜尿症，眼精疲労，神経症.

処方構成

桂枝湯に，気を落ちつかせ，疲労を治し，強壮・強精作用のある竜骨と牡蛎を加えた処方である.

重大な副作用

偽アルドステロン症，ミオパチー（甘草）.

相互作用

併用注意：甘草含有製剤，グリチルリチン酸およびその塩類を含有する製剤（甘草）.

f. 当帰四逆加呉茱萸生姜湯（原典：傷寒論）

虚弱						充実
	1	2	1	0	0	
	I	II	III	IV	V	

配合生薬と配合量

当帰 3〜4 g, 桂皮 3〜4 g, 芍薬 3〜4 g, 木通 1.5〜3 g, 細辛 2〜3 g, 甘草 1.5〜2 g, 大棗 4〜6.5 g, 呉茱萸 1〜6 g, 生姜 0.5〜2 g.

効能・効果

体力中等度以下で, 手足の冷えを感じ, 下肢の冷えが強く, 下肢または下腹部が痛くなりやすいものの次の諸症：冷え症, しもやけ, 頭痛, 下腹部痛, 腰痛, 下痢, 月経痛.

処方構成

桂枝湯に当帰, 呉茱萸, 細辛, 木通を加えた処方, すなわち, 表位の寒に対応する桂枝湯の関連処方と解釈することができる.「四逆」とは四肢の冷えのことであり, 体力虚弱による冷えが強い状態に対し, 呉茱萸と細辛で脾胃を温め, 当帰は血の巡りを改善して体を温める. また, 冷えにより停滞した水を利水作用のある木通で改善する. さらに, 滋養・緩和を目的に大棗が最も多く配合されている.

重大な副作用

偽アルドステロン症, ミオパチー（甘草）.

相互作用

併用注意：甘草含有製剤, グリチルリチン酸およびその塩類を含有する製剤, ループ系利尿薬, チアジド系利尿薬（甘草）.

その他の注意

胃腸虚弱な患者, 食欲不振, 悪心・嘔吐のある患者には慎重に投与する（当帰）.

2）麻黄剤

麻黄は代表的な解表薬で, 発汗により表位に侵襲した外邪を発散させ, 発熱, 悪寒, 頭痛, 身体痛などを改善する. また, 咳や水腫の治療にも用いられる. 桂皮と組むと発汗作用が, 杏仁と組むと鎮咳作用が, 蒼朮（または白朮）と組むと利水作用が強くなる.

a. 葛根湯（原典：傷寒論・金匱要略） 日局

虚弱						充実
	0	0	2	2	1	
	I	II	III	IV	V	

配合生薬と配合量

葛根 4〜8 g, 麻黄 3〜4 g, 大棗 3〜4 g, 桂皮 2〜3 g, 芍薬 2〜3 g, 甘草 2 g, 生姜 1〜1.5 g.

効能・効果

体力中等度以上のものの次の諸症：かぜの初期（汗をかいていないもの）, 鼻かぜ, 鼻炎, 頭痛, 肩こり, 筋肉痛, 手や肩の痛み.

処方構成

桂枝湯に葛根と麻黄を加えた処方である. 葛根で肩から首筋のこりを取り, 麻黄と桂皮で発汗させ, 皮膚の水分代謝を改善して解熱する. これにより無汗の人のかぜの初期の症状を解消するが, かぜの症状がなくても肩こりやそれに伴う頭痛を目標として使用することができる.

重大な副作用

偽アルドステロン症, ミオパチー（甘草）. 肝機能障害, 黄疸.

相互作用

　　併用注意：甘草含有製剤，グリチルリチン酸およびその塩類を含有する製剤（甘草）．麻黄含有製剤，エフェドリン類含有製剤，モノアミン酸化酵素（MAO）阻害薬，甲状腺製剤，カテコールアミン製剤，キサンチン系製剤（麻黄）．

その他の注意

　　体力の衰えている患者，胃腸虚弱な患者，発汗傾向のある患者，循環器系の疾患を有している患者には慎重に投与する（麻黄）．

b．葛根湯加川芎辛夷（原典：本朝経験方） 日局　虚弱

	0	0	2	2	0	
	I	II	III	IV	V	充実

配合生薬と配合量

　　葛根 4～8 g，麻黄 3～4 g，大棗 3～4 g，桂皮 2～3 g，芍薬 2～3 g，甘草 2 g，生姜 1～1.5 g，川芎 2～3 g，辛夷 2～3 g．

効能・効果

　　比較的体力のあるものの次の諸症：鼻づまり，蓄膿症（副鼻腔炎），慢性鼻炎．

処方構成

　　葛根湯に川芎と辛夷を加えた処方である．辛夷には，抗炎症作用や鼻腔の膿汁を排泄する作用がある．川芎は血行を改善して鼻づまりを解消し，辛夷の作用を助ける．

重大な副作用

　　偽アルドステロン症，ミオパチー（甘草）．

相互作用

　　併用注意：甘草含有製剤，グリチルリチン酸およびその塩類を含有する製剤（甘草）．麻黄含有製剤，エフェドリン類含有製剤，モノアミン酸化酵素（MAO）阻害薬，甲状腺製剤，カテコールアミン製剤，キサンチン系製剤（麻黄）．

その他の注意

　　体力の衰えている患者，胃腸虚弱な患者，発汗傾向のある患者，循環器系の疾患を有している患者には慎重に投与する（麻黄）．

c．麻黄湯（原典：傷寒論） 日局　虚弱

	0	0	0	2	2	
	I	II	III	IV	V	充実

配合生薬と配合量

　　麻黄 3～5 g，桂皮 2～4 g，杏仁 4～5 g，甘草 1～1.5 g．

効能・効果

　　体力充実して，かぜのひきはじめで，悪寒がして発熱，頭痛があり，咳が出て身体のふしぶしが痛く，汗が出ていないものの次の諸症：かぜ，鼻かぜ，気管支炎，鼻づまり．

処方構成

　　麻黄と桂皮で発汗させ，杏仁は麻黄とともに咳を止める．甘草は抗アレルギー作用や抗炎症作用のほか，諸薬の調和を目的に配合されている．

重大な副作用

　　偽アルドステロン症，ミオパチー（甘草）．

相互作用

　　併用注意：甘草含有製剤，グリチルリチン酸およびその塩類を含有する製剤（甘草）．麻黄含有製剤，エフェドリン類含有製剤，モノアミン酸化酵素（MAO）阻害薬，甲状腺

製剤，カテコールアミン製剤，キサンチン系製剤（麻黄）.

その他の注意

　体力の衰えている患者，胃腸虚弱な患者，発汗傾向のある患者，循環器系の疾患を有している患者には慎重に投与する（麻黄）.

参考

　インフルエンザに対する有効性が期待されている.

d. 小青竜湯（原典：傷寒論・金匱要略）【日局】

虚弱	0	2	1	0	0	充実
	I	II	III	IV	V	

配合生薬と配合量

　麻黄 2〜3.5 g，芍薬 2〜3.5 g，乾姜 2〜3.5 g，甘草 2〜3.5 g，桂皮 2〜3.5 g，細辛 2〜3.5 g，五味子 1〜3 g，半夏 3〜8 g.

効能・効果

　体力中等度またはやや虚弱で，薄い水様の痰を伴う咳や鼻水が出るものの次の諸症：気管支炎，気管支喘息，鼻炎，アレルギー性鼻炎，むくみ，かぜ，花粉症.

処方構成

　麻黄と桂皮で発汗させ，半夏は胃の上部，心下の水滞を取り，悪心・嘔吐，咳と痰を鎮める．細辛と五味子は胸中と気管の水滞を取り，咳と痰を鎮める．また細辛は体を温め，新陳代謝を亢進させる．乾姜は裏（とくに脾胃）を温め，芍薬は腹直筋の緊張をやわらげる．甘草は抗アレルギー作用や抗炎症作用のほか，諸薬の調和を目的に配合されている.

重大な副作用

　偽アルドステロン症，ミオパチー（甘草）．間質性肺炎．肝機能障害，黄疸.

相互作用

　併用注意：甘草含有製剤，グリチルリチン酸およびその塩類を含有する製剤，ループ系利尿薬，チアジド系利尿薬（甘草）．麻黄含有製剤，エフェドリン類含有製剤，モノアミン酸化酵素（MAO）阻害薬，甲状腺製剤，カテコールアミン製剤，キサンチン系製剤（麻黄）.

禁忌

　アルドステロン症の患者，ミオパチーのある患者，低カリウム血症のある患者.

その他の注意

　体力の衰えている患者，胃腸虚弱な患者，発汗傾向のある患者，循環器系の疾患を有している患者には慎重に投与する（麻黄）.

　　　〈参考〉

　　　医療用漢方エキス製剤は，すべて原生薬として甘草を 3 g 使用している.

e. 麻杏甘石湯（原典：傷寒論）

虚弱	0	0	1	2	1	充実
	I	II	III	IV	V	

配合生薬と配合量

　麻黄 4 g，杏仁 4 g，甘草 2 g，石膏 10 g.

効能・効果

　体力中等度以上で，咳が出て，時にのどが渇くものの次の諸症：咳，小児喘息，気管支喘息，気管支炎，かぜ，痔の痛み.

処方構成

　麻黄湯の桂皮を石膏に変えた処方である．石膏は強い寒性薬であり，熱を除き，熱によるのどの渇きを改善する．麻黄と桂皮の組み合わせのある葛根湯や麻黄湯は無汗な人に用いられるが，麻黄と石膏の組み合わせを持つ本剤は自汗のある人に適用される．杏仁は麻黄とともに咳を止め，甘草は抗アレルギー作用や抗炎症作用のほか，諸薬の調和を目的に配合されている．

重大な副作用

　偽アルドステロン症，ミオパチー（甘草）．

相互作用

　併用注意：甘草含有製剤，グリチルリチン酸およびその塩類を含有する製剤（甘草）．麻黄含有製剤，エフェドリン類含有製剤，モノアミン酸化酵素（MAO）阻害薬，甲状腺製剤，カテコールアミン製剤，キサンチン系製剤（麻黄）．

その他の注意

　体力の衰えている患者，胃腸虚弱な患者には慎重に投与する（麻黄，石膏）．発汗傾向の著しい患者，循環器系の疾患を有している患者には慎重に投与する（麻黄）．

f. 麻黄附子細辛湯（原典：傷寒論）　虚弱

	2	2	0	0	0	
	I	II	III	IV	V	

充実

配合生薬と配合量

　麻黄 2〜4 g，細辛 2〜3 g，加工ブシ 0.3〜1 g．

効能・効果

　体力虚弱で，手足に冷えがあり，時に悪寒があるものの次の諸症：かぜ，アレルギー性鼻炎，気管支炎，気管支喘息，神経痛．

処方構成

　少陰病で，表位の寒があるものに用いられる．発汗，鎮咳，解熱作用のある麻黄に，新陳代謝を亢進させ，体を強く温める附子と，血を巡らせて体を温め，鎮咳・去痰作用のある細辛を加えたものである．附子が新陳代謝を亢進させるため，麻黄により弱く発汗する．また，附子と細辛で体を強く温める．したがって，全身倦怠感があり，発熱があっても熱感がなく，ひどく寒さを感じるかぜに応用される．

重大な副作用

　肝機能障害，黄疸．

相互作用

　併用注意：麻黄含有製剤，エフェドリン類含有製剤，モノアミン酸化酵素（MAO）阻害薬，甲状腺製剤，カテコールアミン製剤，キサンチン系製剤（麻黄）．附子含有製剤（附子）．

その他の注意

　胃腸虚弱な患者，発汗傾向の著しい患者，循環器系の疾患を有している患者には慎重に投与する（麻黄）．体力の充実している患者には用いない．副作用として，心悸亢進，のぼせ，舌のしびれ，悪心などが発症することがある（附子）．妊婦または妊娠している可能性のある婦人には投与しないことが望ましい（附子）．小児には慎重に投与する（附子）．

3) 柴胡剤

　　　柴胡剤とは，清熱や解鬱の薬能を有する柴胡が君薬となっている漢方処方群を指す．臣薬として黄芩が用いられる場合が多い．柴胡剤は傷寒論でいう少陽病期に用いられる代表的な漢方処方で，基本的な適応は半表半裏，すなわち横隔膜周辺から上の内臓領域の炎症性疾患であるが，臨床的に応用範囲の広い漢方処方群である．腹証として胸脇苦満が適用の指標となる．胸脇苦満は横隔膜周辺から上の内臓領域の炎症の体性反射によるものと考えられ，実証の人ほど顕著に現れる傾向がある．

a. 小柴胡湯（原典：傷寒論・金匱要略）日局

虚弱

0	0	2	1	0
I	II	III	IV	V

充実

配合生薬と配合量

　　柴胡 5〜8 g，半夏 3.5〜8 g，生姜 1〜2g，黄芩 2.5〜3 g，大棗 2.5〜3 g，人参 2.5〜3 g，甘草 1〜3 g．

効能・効果

　　体力中等度で，時に脇腹（腹）からみぞおちあたりにかけて苦しく，食欲不振や口の苦味があり，舌に白苔がつくものの次の諸症：食欲不振，悪心，胃炎，胃痛，胃腸虚弱，疲労感，かぜの後期の諸症状．

処方構成

　　柴胡は黄芩と協力して横隔膜周辺から上の内臓領域の炎症を消炎し，半夏は悪心・嘔吐，咳を鎮める．生姜は脾胃を温め，消化機能を向上させる．大棗は人参とともに滋養・強壮，補気作用を示し，また生姜の刺激を緩和する．甘草は抗アレルギー作用や抗炎症作用のほか，諸薬の調和を目的に配合されている．

重大な副作用

　　偽アルドステロン症，ミオパチー，横紋筋融解症（甘草）．間質性肺炎．肝機能障害，黄疸．

相互作用

　　併用注意：甘草含有製剤，グリチルリチン酸およびその塩類を含有する製剤（甘草）．

禁忌

　　インターフェロン製剤を投与中の患者，肝硬変，肝がんの患者，慢性肝炎における肝機能障害で血小板数が 10 万/mm^3 以下の患者．

その他の注意

　　体力が衰えている患者には慎重に投与する．

　　　　〈参考〉

　　　　　医療用漢方エキス製剤は，すべて原生薬として甘草を 2 g 使用している．

b. 柴胡桂枝湯（原典：傷寒論・金匱要略）日局

虚弱

0	2	2	1	0
I	II	III	IV	V

充実

配合生薬と配合量

　　柴胡 4〜5 g，半夏 4 g，桂皮 1.5〜2.5 g，芍薬 1.5〜2.5 g，黄芩 1.5〜2 g，人参 1.5〜2 g，大棗 1.5〜2 g，甘草 1〜1.5 g，生姜 1 g

効能・効果

　　体力中等度またはやや虚弱で，多くは腹痛を伴い，時に微熱，寒気，頭痛，悪心などが

あるものの次の諸症：胃腸炎，かぜの中期から後期の諸症状．

処方構成

　小柴胡湯に桂皮と芍薬を加えたものである．桂皮は発熱，悪寒，頭痛などの表位の寒を取り，芍薬は甘草と協力して筋の緊張を緩め，鎮痛・鎮痙作用を示す．小柴胡湯と桂枝湯の合方であり，小柴胡湯証よりもやや虚弱で，表位の寒と腹の痛みがある人に用いられる．

重大な副作用

　偽アルドステロン症，ミオパチー（甘草）．間質性肺炎．肝機能障害，黄疸．

相互作用

　併用注意：甘草含有製剤，グリチルリチン酸およびその塩類を含有する製剤（甘草）．

c. 柴胡加竜骨牡蛎湯（原典：傷寒論）

虚弱	0	0	1	2	1	充実
	I	II	III	IV	V	

配合生薬と配合量

　柴胡 5 g，半夏 4 g，茯苓 3 g，桂皮 3 g，大棗 2.5 g，人参 2.5 g，竜骨 2.5 g，牡蛎 2.5 g，生姜 0.5〜1 g，大黄 1 g，黄芩 2.5 g，甘草 2 g 以内（大黄を入れない場合もある）．

効能・効果

　体力中等度以上で，精神不安があって，動悸，不眠，便秘などを伴うものの次の諸症：高血圧の随伴症状（動悸，不安，不眠），神経症，更年期神経症，小児夜泣き，便秘．

処方構成

　小柴胡湯から甘草を除き，気の上衝を抑え，鎮静的に作用する桂皮，利水作用と鎮静作用のある茯苓，鎮静効果の強い竜骨と牡蛎，胃熱を取り，消炎作用と瀉下作用のある大黄を加えたものである．精神神経用薬として用いられる柴胡剤である．

重大な副作用

　間質性肺炎．肝機能障害，黄疸．

相互作用（大黄が配合されている場合）

　併用注意：大黄含有製剤（大黄）．

その他の注意（大黄が配合されている場合）

　下痢，軟便のある患者，胃腸虚弱な患者，体力の衰えている患者には慎重に投与する（大黄）．妊婦または妊娠している可能性のある婦人には投与しないことが望ましい（大黄）．また，授乳中の婦人には慎重に投与する（大黄）．

〈参考〉

　　医療用漢方エキス製剤で，甘草を配合しているものはない．

d. 大柴胡湯（原典：傷寒論・金匱要略） 日局

虚弱	0	0	0	1	2	充実
	I	II	III	IV	V	

配合生薬と配合量

　柴胡 6〜8 g，半夏 2.5〜8 g，生姜 1〜2 g，黄芩 3 g，芍薬 3 g，大棗 3〜4 g，枳実 2〜3 g，大黄 1〜2 g．

効能・効果

　体力が充実して，脇腹からみぞおちあたりにかけて苦しく，便秘の傾向のあるものの次の諸症：胃炎，常習便秘，高血圧や肥満に伴う肩こり・頭痛・便秘，神経症，肥満症．

処方構成

　小柴胡湯から人参と甘草を除き，胸脇部のつかえを取る枳実，筋の緊張と痛みを緩和す

る芍薬, 胃熱を取り, 消炎作用と瀉下作用のある大黄を加えたものである. 最も実証用の柴胡剤である.

重大な副作用

　間質性肺炎, 肝機能障害, 黄疸.

相互作用

　併用注意：大黄含有製剤（大黄）.

その他の注意

　下痢, 軟便のある患者, 胃腸虚弱な患者, 体力の衰えている患者には慎重に投与する（大黄）. 妊婦または妊娠している可能性のある婦人には投与しないことが望ましい（大黄）. また, 授乳中の婦人には慎重に投与する（大黄）.

e. 四逆散（原典：傷寒論）

虚弱 | 0 | 0 | 2 | 2 | 1 | 充実
I | II | III | IV | V

配合生薬と配合量

　柴胡 2〜5 g, 芍薬 2〜4 g, 枳実 2 g, 甘草 1〜2 g.

効能・効果

　体力中等度以上で, 胸腹部に重苦しさがあり, 時に不安, 不眠などがあるものの次の諸症：胃炎, 胃痛, 腹痛, 神経症.

処方構成

　柴胡と枳実が協力して胸脇部の膨満感とつかえ感を取り, また芍薬と甘草が協力して筋の緊張を緩め, 鎮痛・鎮痙作用を示す. 胃痛を伴う胃炎などのほか, 精神神経用薬としても用いられることもある.

重大な副作用

　偽アルドステロン症, ミオパチー（甘草）.

相互作用

　併用注意：甘草含有製剤, グリチルリチン酸およびその塩類を含有する製剤（甘草）.

その他の注意

　体力の衰えている患者には慎重に投与する.

参考

　散剤ではなく, 一般に湯剤として調製する. 別に, 附子, 乾姜, 甘草から構成される四逆湯（原典：傷寒論）があるので混同しないように注意する.

f. 乙字湯（原典：叢桂亭医事小言）　日局

虚弱 | 0 | 1 | 2 | 2 | 1 | 充実
I | II | III | IV | V

配合生薬と配合量

　当帰 4〜6 g, 柴胡 5〜6 g, 黄芩 3〜4 g, 甘草 1.5〜3 g, 升麻 1〜2 g, 大黄 0.5〜3 g.

効能・効果

　体力中等度以上で, 大便が硬く, 便秘傾向のあるものの次の諸症：痔核（いぼ痔）, きれ痔, 便秘, 軽度の脱肛.

処方構成

　柴胡と黄芩の組み合わせがあるが, 柴胡剤としての基本的な考え方に縛られることなく, 内服による痔疾治療薬として用いられる. 升麻の抗炎症作用と止血作用, 当帰の血行改善作用により, 痔による肛門周囲の炎症をやわらげ, 血液の流れを改善し, うっ血や痛みを

鎮める．大黄は便秘や便秘による痔の悪化を防ぎ，甘草は抗炎症作用のほか，諸薬の調和を目的に配合されている．

重大な副作用

偽アルドステロン症，ミオパチー（甘草）．間質性肺炎．肝機能障害，黄疸．

相互作用

併用注意：大黄含有製剤（大黄）．

その他の注意

胃腸虚弱な患者には慎重に投与する（大黄，当帰）．食欲不振，悪心・嘔吐のある患者には慎重に投与する（当帰）．下痢，軟便のある患者，体力の衰えている患者には慎重に投与する（大黄）．妊婦または妊娠している可能性のある婦人には投与しないことが望ましい（大黄）．また，授乳中の婦人には慎重に投与する（大黄）．

〈参考〉

甘草を原生薬として 2.5 g 以上使用している製剤では，ループ系利尿薬，チアジド系利尿薬との併用に注意する．また，アルドステロン症の患者，ミオパチーのある患者，低カリウム血症のある患者には使用禁忌である．

g. 柴朴湯（原典：本朝経験方）日局 虚弱

0	1	2	1	0	充実
Ⅰ	Ⅱ	Ⅲ	Ⅳ	Ⅴ	

配合生薬と配合量

柴胡 7 g，半夏 5〜8 g，生姜 1〜2 g，黄芩 3 g，大棗 3 g，人参 3 g，甘草 2 g，茯苓 4〜5 g，厚朴 3 g，蘇葉 2〜3 g．

効能・効果

体力中等度で，気分がふさいで，咽喉・食道部に異物感があり，かぜをひきやすく，時に動悸，めまい，嘔気などを伴うものの次の諸症：小児喘息，気管支喘息，気管支炎，咳，不安神経症，虚弱体質．

処方構成

小柴胡湯と半夏厚朴湯（p.73，「12」その他の漢方処方」の項参照）の合方である．

重大な副作用

偽アルドステロン症，ミオパチー（甘草）．間質性肺炎．肝機能障害，黄疸．

相互作用

併用注意：甘草含有製剤，グリチルリチン酸およびその塩類を含有する製剤（甘草）．

その他の注意

体力の衰えている患者には慎重に投与する．小柴胡湯と半夏厚朴湯の合方であることから，小柴胡湯と同様の禁忌を適用することも考慮する．

h. 柴苓湯（原典：世医得効方）日局 虚弱

0	1	2	1	0	充実
Ⅰ	Ⅱ	Ⅲ	Ⅳ	Ⅴ	

配合生薬と配合量

柴胡 4〜7 g，半夏 4〜5 g，生姜 1 g，黄芩 2.5〜3 g，大棗 2.5〜3 g，人参 2.5〜3 g，甘草 2〜2.5 g，沢瀉 4〜6 g，猪苓 2.5〜4.5 g，茯苓 2.5〜4.5 g，白朮（または蒼朮）2.5〜4.5 g，桂皮 2〜3 g．

効能・効果

体力中等度で，のどが渇いて尿量が少なく，時に悪心・食欲不振・むくみなどを伴うも

のの次の諸症：水様性下痢，急性胃腸炎，暑気あたり，むくみ.

処方構成

　小柴胡湯と五苓散（p. 59,「6）苓朮剤」の項参照）の合方である.

重大な副作用

　偽アルドステロン症，ミオパチー（甘草）. 間質性肺炎，劇症肝炎. 肝機能障害，黄疸.

相互作用

　併用注意：甘草含有製剤，グリチルリチン酸およびその塩類を含有する製剤（甘草）.

その他の注意

　体力の衰えている患者には慎重に投与する. 小柴胡湯と五苓散の合方であることから，小柴胡湯と同様の禁忌を適用することも考慮する.

　　　〈参考〉

　　　医療用漢方エキス製剤で，原生薬として甘草を 2.5 g 以上使用しているものはない.

4）瀉心湯類・芩連剤

　瀉心とは本来「心気のうっ結を瀉する」という意味であるが，「心窩部の膨満したような感覚を除去する」という意味ととらえ，瀉心湯類は胃腸疾患に用いられることが多い. 瀉心湯類中の黄連（君薬）と黄芩（臣薬）の組み合わせは非常に重要で，黄連と黄芩が協力すると心下痞（心窩部が膨満し，つかえたような感じがすること. さらにつかえ感が強く，他覚的な抵抗や圧痛がある場合を心下痞鞭という）を取り除き，鎮静的に働く.

a. 半夏瀉心湯（原典：傷寒論）**日局**　虚弱 | 0 | 1 | 2 | 1 | 0 | 充実

| | I | II | III | IV | V | |

配合生薬と配合量

　半夏 4〜6 g, 黄芩 2.5〜3 g, 乾姜 2〜3 g, 人参 2.5〜3 g, 甘草 2.5〜3 g, 大棗 2.5〜3 g, 黄連 1 g.

効能・効果

　体力中程度で，みぞおちがつかえた感じがあり，時に悪心・嘔吐があり食欲不振で腹が鳴って軟便または下痢の傾向のあるものの次の諸症：急・慢性胃腸炎，下痢・軟便，消化不良，胃下垂，神経性胃炎，胃弱，二日酔い，げっぷ，胸やけ，口内炎，神経症.

処方構成

　小柴胡湯の柴胡を黄連に，生姜を乾姜に置き換えると本処方になる. したがって，半夏瀉心湯と小柴胡湯の適応症は似ているが，半夏瀉心湯の目標は心下痞鞭であり，黄連と黄芩が協力して心窩部のつかえ感や痛みを取る. 悪心・嘔吐に有効な半夏，裏（とくに脾胃）を温める乾姜のほか，大棗，人参，甘草のような補気薬や緩和薬も配合されており，体力が中程度で，心窩部につかえ感がある人の胃腸症状に用いられる.

重大な副作用

　偽アルドステロン症，ミオパチー（甘草）. 間質性肺炎. 肝機能障害，黄疸.

相互作用

　併用注意：甘草含有製剤，グリチルリチン酸およびその塩類を含有する製剤，ループ系利尿薬，チアジド系利尿薬（甘草）.

禁忌

　アルドステロン症の患者，ミオパチーのある患者，低カリウム血症のある患者．

参考

　抗がん剤投与による口内炎や，イリノテカン投与による遅延性下痢に対して臨床応用されている．

b. 黄連解毒湯（原典：外台秘要方）日局

虚弱						充実
	0	0	1	2	2	
	I	II	III	IV	V	

配合生薬と配合量

　黄連 1.5〜2 g，黄芩 3 g，黄柏 1.5〜3 g，山梔子 2〜3 g．

効能・効果

　体力中等度以上で，のぼせぎみで顔色赤く，いらいらして落ち着かない傾向のあるものの次の諸症：鼻出血，不眠症，神経症，胃炎，二日酔い，血の道症（月経，妊娠，出産，産後，更年期などホルモンの変動に伴って女性に現れる精神不安やいらだちなどの精神神経症状および身体症状），めまい，動悸，更年期障害，湿疹，皮膚炎，皮膚のかゆみ，口内炎．

処方構成

　黄連は上半身の炎症と出血，精神不安を解消し，また黄芩と協力して心窩部のつかえ感や痛みを取る．一方，黄柏は腎や膀胱などの下半身の熱を取り，炎症を鎮める．山梔子には，消炎，解熱，鎮静，止血，利胆作用がある．したがって，本処方は熱性の炎症が原因となっている胃症状，精神不安，不眠，出血，心悸亢進，皮膚病に用いられる．

重大な副作用

　腸間膜静脈硬化症（山梔子）．間質性肺炎．肝機能障害，黄疸．

その他の注意

　体力の衰えている患者には慎重に投与する．

5）大黄剤・承気湯類

　大黄はその消炎作用により胃腸の炎症を鎮めるとともに，熱による水分枯渇が原因の便秘に対する瀉下作用がある．一般に便秘がちな人に用いられる．

a. 大黄甘草湯（原典：金匱要略）日局

虚弱						充実
	1	1	2	1	1	
	I	II	III	IV	V	

配合生薬と配合量

　大黄 4〜10 g，甘草 1〜5 g．

効能・効果

　便秘，便秘に伴う頭重，のぼせ，湿疹，皮膚炎，ふきでもの（にきび），食欲不振（食欲減退），腹部膨満，腸内異常発酵，痔などの症状の緩和．

処方構成

　消炎・瀉下薬である大黄と，大黄の作用を緩和する甘草の 2 生薬で構成されている．

重大な副作用

　偽アルドステロン症，ミオパチー（甘草）．

相互作用

　　併用注意：甘草含有製剤，グリチルリチン酸およびその塩類を含有する製剤（甘草）．大黄含有製剤（大黄）．

その他の注意

　　下痢，軟便のある患者，胃腸虚弱な患者，体力の衰えている患者には慎重に投与する（大黄）．妊婦または妊娠している可能性のある婦人には投与しないことが望ましい（大黄）．また，授乳中の婦人には慎重に投与する（大黄）．数日服用しても効果が現れない場合は，連用させない．

　　　　〈参考〉

　　　　医療用漢方エキス製剤で，原生薬として甘草を 2.5 g 以上使用しているものはない．

b. 小承気湯（原典：傷寒論・金匱要略）

虚弱 | 0 | 0 | 1 | 2 | 0 | 充実
---|---|---|---|---|---
 | I | II | III | IV | V |

配合生薬と配合量

　　大黄 2〜4 g，枳実 2〜4 g，厚朴 2〜3 g．

効能・効果

　　比較的体力があり，腹部が張って膨満し，時に発熱するものの次の諸症：便秘．

処方構成

　　枳実は心窩部のつかえを取り，厚朴は腹部膨満感を取る作用がある．みぞおちがつかえて硬く張り，腹部膨満感の強い便秘に適する．

相互作用

　　併用注意：大黄含有製剤（大黄）．

その他の注意

　　下痢，軟便のある患者，胃腸虚弱な患者，体力の衰えている患者には慎重に投与する（大黄）．妊婦または妊娠している可能性のある婦人には投与しないことが望ましい（大黄）．また，授乳中の婦人には慎重に投与する（大黄）．

参考

　　小承気湯に，消炎・瀉下作用と湿潤作用のある芒硝を加えたものを大承気湯（原典：傷寒論・金匱要略）という．芒硝は硬く乾燥した便を排泄しやすくする．

c. 桃核承気湯（原典：傷寒論）　日局

虚弱 | 0 | 0 | 1 | 2 | 2 | 充実
---|---|---|---|---|---
 | I | II | III | IV | V |

配合生薬と配合量

　　桃仁 5 g，桂皮 4 g，大黄 3 g，芒硝 2 g，甘草 1.5 g．

効能・効果

　　体力中等度以上で，のぼせて便秘しがちなものの次の諸症：月経不順，月経困難症，月経痛，月経時や産後の精神不安，腰痛，便秘，高血圧の随伴症状（頭痛，めまい，肩こり），痔疾，打撲傷．

処方構成

　　桂枝茯苓丸とともに代表的な駆瘀血薬である．冷え・のぼせがあり，便秘や瘀血の症状は桂枝茯苓丸よりも重症である．腹証として，左下腹部に抵抗と圧痛を認める(小腹急結)．桂皮はのぼせや気逆を解消し，消炎・瀉下作用のある大黄とともに精神症状を鎮め，芒硝が桃仁の駆瘀血作用を強化している．甘草は諸薬の調和を目的に配合されている．

重大な副作用

　偽アルドステロン症，ミオパチー（甘草）．

相互作用

　併用注意：甘草含有製剤，グリチルリチン酸およびその塩類を含有する製剤（甘草）．大黄含有製剤（大黄）．

その他の注意

　下痢，軟便のある患者，胃腸虚弱な患者には慎重に投与する（大黄，芒硝）．体力の衰えている患者には慎重に投与する（大黄）．妊婦または妊娠している可能性のある婦人には投与しないことが望ましい（大黄，芒硝，桃仁）．また，授乳中の婦人には慎重に投与する（大黄）．食塩制限が必要な患者に対して継続投与する場合は注意を要する（芒硝として硫酸ナトリウムを使用する場合）．

d. 麻子仁丸（原典：傷寒論）　虚弱 | 1 | 2 | 2 | 0 | 0 | 充実

| I | II | III | IV | V |

配合生薬と配合量

　麻子仁 4～5 g，芍薬 2 g，枳実 2 g，厚朴 2～2.5 g，大黄 3.5～4 g，杏仁 2～2.5 g（甘草 1.5 g を入れてもよい）．

効能・効果

　体力中等度以下で，時に便が硬く塊状なものの次の諸症：便秘，便秘に伴う頭重・のぼせ・湿疹・皮膚炎・ふきでもの（にきび）・食欲不振（食欲減退）・腹部膨満・腸内異常発酵・痔などの症状の緩和．

処方構成

　小承気湯に芍薬，杏仁，麻子仁を加えたものである．杏仁は鎮咳・去痰ではなく，麻子仁とともに腸を潤して便を排泄しやすくする目的で加えられている．芍薬は腹部の筋の緊張を緩和し，枳実は心窩部のつかえを取り，厚朴は腹部膨満感を解消する．

重大な副作用

　偽アルドステロン症，ミオパチー（甘草を入れた場合）．

相互作用

　併用注意：甘草含有製剤，グリチルリチン酸およびその塩類を含有する製剤（甘草を入れた場合）．大黄含有製剤（大黄）．

その他の注意

　下痢，軟便のある患者，胃腸虚弱な患者には慎重に投与する（大黄）．妊婦または妊娠している可能性のある婦人には投与しないことが望ましい（大黄）．また，授乳中の婦人には慎重に投与する（大黄）．

e. 防風通聖散（原典：宣明論） 日局　虚弱 | 0 | 0 | 0 | 1 | 2 | 充実

| I | II | III | IV | V |

配合生薬と配合量

　当帰 1.2～1.5 g，芍薬 1.2～1.5 g，川芎 1.2～1.5 g，山梔子 1.2～1.5 g，連翹 1.2～1.5 g，薄荷葉 1.2～1.5 g，生姜 0.3～0.5 g，荊芥 1.2～1.5 g，防風 1.2～1.5 g，麻黄 1.2～1.5 g，大黄 1.5 g，芒硝 1.5 g，白朮 2 g，桔梗 2 g，黄芩 2 g，甘草 2 g，石膏 2 g，滑石 3 g．

効能・効果

　体力充実して，腹部に皮下脂肪が多く，便秘がちなものの次の諸症：高血圧や肥満に伴

う動悸・肩こり・のぼせ・むくみ・便秘，蓄膿症（副鼻腔炎），湿疹・皮膚炎，ふきでもの（にきび），肥満症．

処方構成

　熱を冷ます生薬が多数配合されており，裏熱のある実証で水滞がある場合に，体表，尿，便から停滞した水分や老廃物を排泄する効果を有する．また，当帰や川芎のように血行を改善する生薬も配合されており，血液循環障害を解消するとともに，消炎作用を強化している．

重大な副作用

　偽アルドステロン症，ミオパチー（甘草）．腸間膜静脈硬化症（山梔子）．間質性肺炎，肝機能障害，黄疸．

相互作用

　併用注意：甘草含有製剤，グリチルリチン酸およびその塩類を含有する製剤（甘草）．麻黄含有製剤，エフェドリン類含有製剤，モノアミン酸化酵素（MAO）阻害薬，甲状腺製剤，カテコールアミン製剤，キサンチン系製剤（麻黄）．大黄含有製剤（大黄）．

その他の注意

　下痢，軟便のある患者には慎重に投与する（大黄，芒硝）．胃腸虚弱な患者には慎重に投与する（当帰，川芎，麻黄，大黄，芒硝，石膏）．体力の衰えている患者には慎重に投与する（麻黄，大黄，石膏）．発汗傾向のある患者，循環器系の疾患を有している患者には慎重に投与する（麻黄）．妊婦または妊娠している可能性のある婦人には投与しないことが望ましい（大黄）．また，授乳中の婦人には慎重に投与する（大黄）．食塩制限が必要な患者に対して継続投与する場合は注意を要する（芒硝として硫酸ナトリウムを使用する場合）．

f. 乙字湯

　柴胡剤（p. 53）参照．

6）苓朮剤

　体内の水分代謝系の異常を漢方では「水」の異常としてとらえ，とくに水が多く，停滞した状態を水滞という．水滞は，悪心，嘔吐，下痢，冷え症，めまい，頭痛，耳鳴り，精神不安などの原因となる．茯苓，朮（白朮もしくは蒼朮），猪苓，沢瀉などは代表的な利水薬であるが，とくに茯苓と朮（白朮もしくは蒼朮）は，水滞を解消する漢方処方の基本となる生薬の組み合わせで，この組み合わせを持つ漢方処方を苓朮剤という．

a. 五苓散（原典：傷寒論・金匱要略）日局

虚弱	1	1	2	1	1	充実
	Ⅰ	Ⅱ	Ⅲ	Ⅳ	Ⅴ	

配合生薬と配合量

　沢瀉 4～6 g，猪苓 3～4.5 g，茯苓 3～4.5 g，蒼朮（または白朮）3～4.5 g，桂皮 2～3 g.

効能・効果

　体力にかかわらず使用でき，のどが渇いて尿量が少ないもので，めまい，悪心・嘔吐，腹痛，頭痛，むくみなどのいずれかを伴う次の諸症：水様性下痢，急性胃腸炎，暑気あたり，頭痛，むくみ，二日酔い．

処方構成

　沢瀉，茯苓，朮，猪苓は，いずれも代表的な利水薬である．茯苓と朮が組むと利水作用が増強する．また，沢瀉と猪苓は消炎性の利水薬である．よって，水滞とともに裏熱による口渇などが使用の目安となるが，あまり証にこだわることなく広く水滞の解消に使用できる．桂皮は気を巡らせ，血液循環を改善して利水効果を高める．

注意

　しぶり腹（下痢をしても残便感がある）には用いない．

b. 猪苓湯（原典：傷寒論・金匱要略）

虚弱	1	1	2	1	1	充実
	I	II	III	IV	V	

配合生薬と配合量

　猪苓 3〜5 g，茯苓 3〜5 g，滑石 3〜5 g，沢瀉 3〜5 g，阿膠 3〜5 g．

効能・効果

　体力にかかわらず使用でき，排尿異常があり，時に口が渇くものの次の諸症：排尿困難，排尿痛，残尿感，頻尿，むくみ．

処方構成

　五苓散から桂皮と蒼朮（または白朮）を取り，阿膠，滑石を加えたものである．沢瀉と猪苓は消炎性の利水薬であり，滑石には清熱作用，阿膠には止血作用がある．したがって，猪苓湯は尿路器系に炎症があり，出血（血尿）を伴うような場合に用いられる．

c. 苓桂朮甘湯（原典：傷寒論・金匱要略） 日局

虚弱	1	2	1	0	0	充実
	I	II	III	IV	V	

配合生薬と配合量

　茯苓 4〜6 g，白朮（または蒼朮）2〜4 g，桂皮 3〜4 g，甘草 2〜3 g．

効能・効果

　体力中等度以下で，めまい，ふらつきがあり，時にのぼせや動悸があるものの次の諸症：立ちくらみ，めまい，頭痛，耳鳴り，動悸，息切れ，神経症，神経過敏．

処方構成

　茯苓と白朮（または蒼朮）が協力して水滞を取り，桂皮が気の上衝を引き下げることにより，のぼせ，めまい，頭痛などの症状を解消する．甘草は諸薬の調和を目的に配合されている．主として胃内停水が原因で気の上衝が起こり，それによって起こる諸症状を解消する．

重大な副作用

　偽アルドステロン症，ミオパチー（甘草）．

相互作用

　併用注意：甘草含有製剤，グリチルリチン酸およびその塩類を含有する製剤（甘草）．

　　　　〈参考〉

　　　　　医療用漢方エキス製剤で，原生薬として甘草を 2.5 g 以上使用しているものはない．

d. 真武湯

　附子剤（p. 61）参照．

e. 四君子湯

　人参剤（p. 62）参照．

f. 六君子湯

人参剤（p.63）参照.

7）附子剤

附子は新陳代謝機能を亢進・復興させる生薬であり，体力が衰えて全身的に冷えの強い症状に使用される漢方処方に限られて配合されている．実証の人に使用すると，心悸亢進，のぼせ，舌のしびれ，悪心などの副作用が発症することがある．また，小児や妊婦に対しては慎重に投与する必要がある.

附子はアコニチンをはじめとする毒性の強いアルカロイドを含有しており，附子を誤って使用すると，最悪の場合死の転帰に至るなど，有効性と毒性が裏腹の関係にある．しかし近年では修治された加工ブシ末が使用されているため，その危険性はほとんどなくなっている．日本薬局方では附子の修治法として，基原植物であるハナトリカブト *Aconitum carmichaelii* もしくはオクトリカブト *Aconitum japonicum* の塊根を，① 高圧蒸気処理により加工，② 食塩，岩塩または塩化カルシウムの水溶液に浸せき後，加熱または高圧蒸気処理，③ 食塩の水溶液に浸せき後，水酸化カルシウム（石灰）を塗布の3つを規定している．これらの処理により，アコニチンをはじめとするジエステル型のアルカロイドは加水分解され，毒性の低いモノエステル型のアルカロイド（ベンゾイルアコニンなど）に変換される．日本薬局方では，総アルカロイド量をベンゾイルアコニンに換算して規程している.

a. 真武湯（原典：傷寒論） 日局　虚弱 | 2 | 1 | 0 | 0 | 0 | 充実
I II III IV V

配合生薬と配合量

茯苓 3～5 g，芍薬 3～3.6 g，白朮（または蒼朮）2～3 g，生姜 1 g，加工ブシ 0.3～1.5 g.

効能・効果

体力虚弱で，冷えがあって，疲労倦怠感があり，時に下痢，腹痛，めまいがあるものの次の諸症：下痢，急・慢性胃腸炎，胃腸虚弱，めまい，動悸，かぜ，むくみ，湿疹・皮膚炎，皮膚のかゆみ.

処方構成

新陳代謝を亢進させ，体を強く温める附子を中心に，水滞を解消する茯苓と白朮（または蒼朮），筋の緊張を緩和し，鎮痛・鎮痙効果を発揮する芍薬，脾胃を温めて消化機能を向上させる生姜を加えたものである．したがって，新陳代謝が衰え，水滞があって胃腸が冷え，体が痛み，全身が衰退した人に用いられる.

その他の注意

体力の充実している患者には用いない．副作用として，心悸亢進，のぼせ，舌のしびれ，悪心などが発症することがある（附子）．妊婦または妊娠している可能性のある婦人には投与しないことが望ましい（附子）．小児には慎重に投与する（附子）.

b. 桂枝加朮附湯

桂枝湯類（p.46）参照.

c. **麻黄附子細辛湯**

麻黄剤 (p. 50) 参照.

d. **八味地黄丸**

地黄剤 (四物湯類, p. 65) 参照.

e. **牛車腎気丸**

地黄剤 (四物湯類, p. 66) 参照.

8) 人参剤 (人参湯類・参耆剤)

脾胃気虚は消化器系の機能低下によって起こる気の低下のことで, 消化器系の機能を正常化し気を補うことを補気 (補気健脾, 補中益気) という. 人参はこの作用に最もすぐれた補気薬で, 人参を含む処方は食欲低下, 胃もたれ, 軟便, 下痢などの消化器系症状を伴う全身倦怠感, 疲れやすさ, 気力の低下などに用いられる. このような気の不足を補う働きのある処方を一般に補薬と呼び, 虚証の治療に使用する. 人参を君薬, 黄耆を臣薬とする参耆剤は重要な補薬の1つであり, 人参が脾胃気虚を補うのに対し, 黄耆は表位の気の不足を補う働きがあり, 全身倦怠感や易疲労感が強い病態に適する.

a. **人参湯 (原典:傷寒論・金匱要略)** 虚弱

2	1	0	0	0	充実
I	II	III	IV	V	

配合生薬と配合量

人参3g, 甘草3g, 白朮 (または蒼朮) 3g, 乾姜2～3g.

効能・効果

体力虚弱で, 疲れやすくて手足などが冷えやすいものの次の諸症:胃腸虚弱, 下痢, 嘔吐, 胃痛, 腹痛, 急・慢性胃炎.

処方構成

脾胃気虚を補い, 滋養・強壮効果の高い人参を中心に, 人参とともに脾胃の働きを高め, また利水薬として水分代謝異常を改善する白朮 (または蒼朮), 胃腸を温め, 気を巡らせて冷えを除く乾姜を加えたものである. 胃腸機能が低下し, 冷えの強い人の消化器系疾患に適応される.

重大な副作用

偽アルドステロン症, ミオパチー (甘草).

相互作用

併用注意:甘草含有製剤, グリチルリチン酸およびその塩類を含有する製剤, ループ系利尿薬, チアジド系利尿薬 (甘草).

禁忌

アルドステロン症の患者, ミオパチーのある患者, 低カリウム血症のある患者.

b. **四君子湯 (原典:太平恵民和剤局方)** 虚弱

2	1	0	0	0	充実
I	II	III	IV	V	

配合生薬と配合量

人参3～4g, 白朮 (または蒼朮) 3～4g, 茯苓4g, 甘草1～2g, 生姜0.5～1g, 大棗1～2g.

効能・効果

　体力虚弱で，やせて顔色が悪くて，食欲がなく，疲れやすいものの次の諸症：胃腸虚弱，慢性胃炎，胃のもたれ，嘔吐，下痢，夜尿症.

処方構成

　人参湯の乾姜を生姜にし，大棗と茯苓を加えたものである．人参湯証ほど冷えは強くないが，茯苓と白朮（または蒼朮）の組み合わせにより利水作用が強くなっているため，胃内停水が顕著な場合に用いられる.

重大な副作用

　偽アルドステロン症，ミオパチー（甘草）.

相互作用

　併用注意：甘草含有製剤，グリチルリチン酸およびその塩類を含有する製剤（甘草）.

参考

　原典では，四君子湯は人参，茯苓，朮，甘草の4生薬で構成されており，この4生薬を君子に例えていることが名称の由来である．日本では，上記のように生姜と大棗を加えた四君子湯が使用されている.

c. **六君子湯（原典：万病回春）** 日局

	虚弱	2	2	1	0	0	充実
		I	II	III	IV	V	

配合生薬と配合量

　人参 2〜4 g，白朮（または蒼朮）3〜4 g，茯苓 3〜4 g，半夏 3〜4 g，陳皮 2〜4 g，大棗 2 g，甘草 1〜1.5 g，生姜 0.5〜1 g.

効能・効果

　体力中等度以下で，胃腸が弱く，食欲がなく，みぞおちがつかえ，疲れやすく，貧血性で手足が冷えやすいものの次の諸症：胃炎，胃腸虚弱，胃下垂，消化不良，食欲不振，胃痛，嘔吐.

処方構成

　四君子湯に半夏と陳皮を加えたものである．半夏は胃の上部，心下の水滞を取り，悪心・嘔吐を鎮め，胸のつかえを取る．陳皮は停滞した気の巡りを改善し，胃腸を整える．四君子湯証よりもみぞおち部のつかえ感などの胃症状が強く，さらに悪心や嘔吐がある場合に用いられる.

重大な副作用

　偽アルドステロン症，ミオパチー（甘草）．肝機能障害，黄疸.

相互作用

　併用注意：甘草含有製剤，グリチルリチン酸およびその塩類を含有する製剤（甘草）.

参考

　食欲増進ホルモンであるグレリンを介して食欲を高めることが実験的に確認されている．抗がん剤による食欲不振や，機能性ディスペプシアに対して臨床応用されている.

d. **半夏白朮天麻湯（原典：脾胃論）**

	虚弱	1	2	1	0	0	充実
		I	II	III	IV	V	

配合生薬と配合量

　半夏 3 g，白朮 1.5〜3 g，陳皮 3 g，茯苓 3 g，麦芽 1.5〜2 g，天麻 2 g，生姜 0.5〜2 g，神麴 1.5〜2 g，黄耆 1.5〜2 g，人参 1.5〜2 g，沢瀉 1.5〜2 g，黄柏 1 g，乾姜 0.5〜1 g（神

麹を入れなくてもよい．蒼朮2～3gを入れてもよい）．

効能・効果

体力中等度以下で，胃腸が弱く下肢が冷えるものの次の諸症：頭痛，頭重，立ちくらみ，めまい，蓄膿症（副鼻腔炎）．

処方構成

六君子湯から大棗と甘草を取り，天麻，麦芽，神麹，沢瀉，黄耆，黄柏，乾姜を加えたものである．天麻はめまいや頭痛に有効な生薬である．麦芽と神麹は消化を助け，沢瀉は茯苓および白朮と協力して水滞を除く．黄耆は表位の気を補い，皮膚の機能を高めて自汗を止め，また人参とともに消化器系の機能を向上させて気を補う．黄柏は腎と膀胱の熱を取り，利尿効果をもたらす．生姜に加え，乾姜を配合することで体を温める作用を強化している．すなわち，六君子湯の胃腸機能の改善と心下の水滞を取る作用，体を温める作用を強化し，水滞によって起こるめまいや頭痛に有効な処方と考えることができる．

e. 補中益気湯（原典：弁惑論） 日局

虚弱						充実
1	2	0	0	0		
I	II	III	IV	V		

配合生薬と配合量

人参3～4g，白朮（または蒼朮）3～4g，黄耆3～4.5g，当帰3g，陳皮2～3g，大棗1.5～3g，柴胡1～2g，甘草1～2g，生姜0.5g，升麻0.5～2g．

効能・効果

体力虚弱で，元気がなく，胃腸の働きが衰えて，疲れやすいものの次の諸症：虚弱体質，疲労倦怠，病後・術後の衰弱，食欲不振，ねあせ，かぜ．

処方構成

四君子湯から茯苓を除き，黄耆，陳皮，升麻，柴胡，当帰を加えたもので，医王湯（補薬の王者）の別称がある．参耆剤の代表的な処方で，人参が脾胃気虚を，黄耆が表位の気の不足を補うことで，全身倦怠感や易疲労感を解消する．陳皮は停滞した気の巡りを改善して胃腸機能を整える．柴胡は処方全体の効果を体全体に巡らせるとともに，升麻と協力して気を上げ，内臓の下垂を引き上げる作用がある．補血作用のある当帰を加えることで，補気の効果を補っている．

重大な副作用

偽アルドステロン症，ミオパチー（甘草）．間質性肺炎．肝機能障害，黄疸．

相互作用

併用注意：甘草含有製剤，グリチルリチン酸およびその塩類を含有する製剤（甘草）．

f. 加味帰脾湯（原典：内科摘要） 日局

虚弱						充実
1	2	2	0	0		
I	II	III	IV	V		

配合生薬と配合量

人参3g，白朮（または蒼朮）3g，茯苓3g，酸棗仁3g，竜眼肉3g，黄耆2～3g，当帰2g，遠志1～2g，柴胡2.5～3g，山梔子2～2.5g，甘草1g，木香1g，大棗1～2g，生姜1～1.5g（牡丹皮2gを入れてもよい）．

効能・効果

体力中等度以下で，心身が疲れ，血色が悪く，時に熱感を伴うものの次の諸症：貧血，不眠症，精神不安，神経症．

処方構成

　四君子湯に，黄耆，木香，酸棗仁，竜眼肉，遠志，当帰を加えたものを帰脾湯と呼び，本処方はそれにさらに柴胡と山梔子を加えたものである．参耆剤の一種であり，人参と黄耆による補気作用に加え，酸棗仁，竜眼肉，遠志，木香による鎮静作用を示す．当帰は補血薬，柴胡は消炎・鎮静薬，山梔子は消炎・止血薬である．平素虚弱で，胃腸機能が弱い人に精神的過労や貧血が加わり，神経衰弱や不眠症になった場合に用いられる．

重大な副作用

　偽アルドステロン症，ミオパチー（甘草），腸間膜静脈硬化症（山梔子）．

相互作用

　併用注意：甘草含有製剤，グリチルリチン酸およびその塩類を含有する製剤（甘草）．

その他の注意

　妊婦または妊娠している可能性のある婦人には投与しないことが望ましい（牡丹皮が配合されている場合）．

g.　十全大補湯

　地黄剤（四物湯類，p.67）参照．

h.　人参養栄湯

　地黄剤（四物湯類，p.68）参照．

9)　地黄剤（四物湯類）

　六味丸，八味地黄丸，牛車腎気丸などは地黄を君薬とした処方で，地黄剤と総称され，腎の機能低下（腎虚）を改善する（補腎）．漢方でいう腎とは，泌尿器系と生殖器系の2つの意味を持っており，腎虚では乏尿または多尿，陰萎，精力減退，視力減退，腰から下の倦怠感などの症状が現れる．また地黄剤に分類され，血虚を補う（補血）基本処方として四物湯がある．日本で四物湯を単独で用いられることは少ないが，四物湯をもとに多くの処方がつくられている．

a.　八味地黄丸（原典：金匱要略）日局　虚弱 | 1 | 2 | 1 | 0 | 0 | 充実

配合生薬と配合量

　地黄5g，山茱萸3g，山薬3g，沢瀉3g，茯苓3g，牡丹皮3g，桂皮1g，加工ブシ0.5〜1g．

効能・効果

　体力中等度以下で，疲れやすくて，四肢が冷えやすく，尿量減少または多尿で，とくに口渇があるものの次の諸症：下肢痛，腰痛，しびれ，高齢者のかすみ目，かゆみ，排尿困難，残尿感，夜尿症，頻尿，むくみ，高血圧に伴う随伴症状（肩こり，頭重，耳鳴り）の改善，軽い尿漏れ．

処方構成

　地黄，山薬，山茱萸には共通して補腎作用がある．さらに地黄には滋潤，補血作用，山茱萸には頻尿を改善する作用，山薬には補気，滋潤，止渇，止瀉作用がある．茯苓と沢瀉は利水作用により体内の水分量を調節し，牡丹皮は血を巡らす．桂皮は気を発散させ，表

位の寒を取る．附子は新陳代謝を亢進させ，体を強く温め，また痛みを取る．八味地黄丸証には腹証に特徴があり，下腹部に力がない場合（臍下不仁）と，臍下の正中線に索状物（正中芯）を触れる場合がある．

相互作用

　併用注意：附子含有製剤（附子）．

その他の注意

　胃腸虚弱な患者，食欲不振，悪心・嘔吐のある患者には慎重に投与する（地黄）．体力の充実している患者には用いない．副作用として，心悸亢進，のぼせ，舌のしびれ，悪心などが発症することがある（附子）．妊婦または妊娠している可能性のある婦人には投与しないことが望ましい（附子，牡丹皮）．小児には慎重に投与する（附子）．

参考

　八味地黄丸から桂皮と附子を除いたものが六味丸（六味地黄丸，原典：小児直訣）である．八味地黄丸証と比較して冷えが少ない場合に用いられる．

b.　牛車腎気丸（原典：済生方）日局

虚弱	1	2	1	0	0	充実
	I	II	III	IV	V	

配合生薬と配合量

　地黄 5〜8 g，山茱萸 2〜4 g，山薬 3〜4 g，沢瀉 3 g，茯苓 3〜4 g，牡丹皮 3 g，桂皮 1〜2 g，加工ブシ 0.5〜1 g，牛膝 2〜3 g，車前子 2〜3 g．

効能・効果

　体力中等度以下で，疲れやすく，四肢が冷えやすく尿量減少し，むくみがあり，時に口渇があるものの次の諸症：下肢痛，腰痛，しびれ，高齢者のかすみ目，かゆみ，排尿困難，頻尿，むくみ，高血圧に伴う随伴症状（肩こり，頭重，耳鳴り）の改善．

処方構成

　八味地黄丸に牛膝と車前子を加えたものである．牛膝と車前子は利水作用があり，八味地黄丸証でさらに水滞が強い場合に適する．また牛膝には駆瘀血作用があり，牡丹皮の作用を強化している．

重大な副作用

　間質性肺炎，肝機能障害，黄疸．

相互作用

　併用注意：附子含有製剤（附子）．

その他の注意

　胃腸虚弱な患者，食欲不振，悪心・嘔吐のある患者には慎重に投与する（地黄）．体力の充実している患者には用いない．副作用として，心悸亢進，のぼせ，舌のしびれ，悪心などが発症することがある（附子）．妊婦または妊娠している可能性のある婦人には投与しないことが望ましい（附子，牡丹皮，牛膝）．小児には慎重に投与する（附子）．

参考

　抗がん剤による末梢神経障害に臨床応用されている．

c.　四物湯（原典：太平恵民和剤局方）

虚弱	1	2	0	0	0	充実
	I	II	III	IV	V	

配合生薬と配合量

　当帰 3〜5 g，芍薬 3〜5 g，川芎 3〜5 g，地黄 3〜5 g．

効能・効果

　体力虚弱で,冷え症で皮膚が乾燥,色つやの悪い体質で胃腸障害のないものの次の諸症：月経不順,月経異常,更年期障害,血の道症,冷え症,しもやけ,しみ,貧血,産後あるいは流産後の疲労回復.

処方構成

　当帰,芍薬,地黄には補血作用,当帰と川芎には血の巡りを改善する作用,芍薬には鎮痛・鎮痙作用がある.また地黄には補腎と滋潤作用がある.四物湯は代表的な補血薬であり,血を補い,血の巡りを改善する基本処方である.

注意

　胃腸虚弱な患者,食欲不振,悪心・嘔吐のある患者には慎重に投与する（地黄,当帰,川芎）.

d. 温清飲（原典：万病回春）日局　虚弱 | 0 | 1 | 2 | 1 | 0 | 充実
| I | II | III | IV | V |

配合生薬と配合量

　当帰 3〜4 g,地黄 3〜4 g,芍薬 3〜4 g,川芎 3〜4 g,黄連 1〜2 g,黄芩 1.5〜3 g,山梔子 1.5〜2 g,黄柏 1〜1.5 g.

効能・効果

　体力中等度で,皮膚はかさかさして色つやが悪く,のぼせるものの次の諸症：月経不順,月経困難,血の道症,更年期障害,神経症,湿疹・皮膚炎.

処方構成

　四物湯と黄連解毒湯の合方である.名称は温（温める）と清（熱を取る）で相反するものであるが,2種の漢方処方が調和して作用する.すなわち,四物湯が血虚と血の巡りを改善し,一方で黄連解毒湯が血熱をさまし,のぼせを下げ,止血的に作用する.

重大な副作用

　腸間膜静脈硬化症（山梔子）.間質性肺炎.肝機能障害,黄疸.

その他の注意

　胃腸虚弱な患者,食欲不振,悪心・嘔吐のある患者には慎重に投与する（地黄,当帰,川芎）.

e. 十全大補湯（原典：太平恵民和剤局方）日局　虚弱 | 1 | 2 | 0 | 0 | 0 | 充実
| I | II | III | IV | V |

配合生薬と配合量

　人参 2.5〜3 g,黄耆 2.5〜3 g,白朮（または蒼朮）3〜4 g,茯苓 3〜4 g,当帰 3〜4 g,芍薬 3 g,地黄 3〜4 g,川芎 3 g,桂皮 3 g,甘草 1〜2 g.

効能・効果

　体力虚弱なものの次の諸症：病後・術後の体力低下,疲労倦怠,食欲不振,ねあせ,手足の冷え,貧血.

処方構成

　四物湯と原典の四君子湯（人参,白朮（または蒼朮）,茯苓,甘草）をあわせ,さらに気逆を解消し,気を巡らせる作用のある桂皮と,代表的な補気薬である黄耆を加えたものである.人参と黄耆の組み合わせがある参耆剤の一種であり,気血両虚を改善する大補薬である.

　　　　重大な副作用

　　　　　偽アルドステロン症，ミオパチー（甘草）．肝機能障害，黄疸．

　　　　相互作用

　　　　　併用注意：甘草含有製剤，グリチルリチン酸およびその塩類を含有する製剤（甘草）．

　　　　その他の注意

　　　　　胃腸虚弱な患者，食欲不振，悪心・嘔吐のある患者には慎重に投与する（地黄，当帰，
　　　　川芎）．

f. 人参養栄湯（原典：太平恵民和剤局方）　虚弱 | 1 | 2 | 0 | 0 | 0 | 充実

| | I | II | III | IV | V | |

　　　　配合生薬と配合量

　　　　　人参 3 g，当帰 4 g，芍薬 2〜4 g，地黄 4 g，白朮（または蒼朮）4 g，茯苓 4 g，桂皮 2〜
　　　　2.5 g，黄耆 1.5〜2.5 g，陳皮（または橘皮）2〜2.5 g，遠志 1〜2 g，五味子 1〜1.5 g，甘草
　　　　1〜1.5 g．

　　　　効能・効果

　　　　　体力虚弱なものの次の諸症：病後・術後などの体力低下，疲労倦怠，食欲不振，ねあせ，
　　　　手足の冷え，貧血．

　　　　処方構成

　　　　　十全大補湯から川芎を取り，陳皮，遠志，五味子を加えたものである．陳皮は停滞した
　　　　気の巡りを改善し，遠志には鎮咳・去痰，鎮静作用，五味子には鎮咳・去痰，滋養・強壮
　　　　作用がある．十全大補湯とほぼ同じ目的で使用されるが，鎮静，鎮咳・去痰作用も期待で
　　　　きる．

　　　　重大な副作用

　　　　　偽アルドステロン症，ミオパチー（甘草）．肝機能障害，黄疸．

　　　　相互作用

　　　　　併用注意：甘草含有製剤，グリチルリチン酸およびその塩類を含有する製剤（甘草）．

　　　　その他の注意

　　　　　胃腸虚弱な患者，食欲不振，悪心・嘔吐のある患者には慎重に投与する（地黄，当帰）．

g. 荊芥連翹湯（原典：一貫堂経験方）　虚弱 | 0 | 0 | 1 | 2 | 1 | 充実

| | I | II | III | IV | V | |

　　　　配合生薬と配合量

　　　　　当帰 1.5 g，芍薬 1.5 g，川芎 1.5 g，地黄 1.5 g，黄連 1.5 g，黄芩 1.5 g，黄柏 1.5 g，山梔
　　　　子 1.5 g，連翹 1.5 g，荊芥 1.5 g，防風 1.5 g，薄荷葉 1.5 g，枳実（殻）1.5 g，甘草 1〜1.5 g，
　　　　白芷 1.5〜2.5 g，桔梗 1.5〜2.5 g，柴胡 1.5〜2.5 g（地黄，黄連，黄柏，薄荷葉は入れない
　　　　場合がある）．

　　　　効能・効果

　　　　　体力中等度以上で，皮膚の色が浅黒く，時に手足の裏に脂汗をかきやすく腹壁が緊張し
　　　　ているものの次の諸症：蓄膿症（副鼻腔炎），慢性鼻炎，慢性扁桃炎，にきび．

　　　　処方構成

　　　　　温清飲（四物湯と黄連解毒湯をあわせた処方）に，連翹，荊芥，防風，薄荷葉，枳実（殻），
　　　　甘草，白芷，桔梗，柴胡を加えたものである．連翹，荊芥，防風，薄荷葉は清熱作用を持
　　　　つ解表薬で，とくに頭部や顔面の炎症を緩和する．白芷と桔梗には排膿・去痰作用があり，

柴胡と枳実（殻）はみぞおちから胸脇部の炎症を取る．甘草は抗アレルギー作用や抗炎症作用のほか，諸薬の調和を目的に配合されている．アレルギー体質の改善薬として，鼻，咽喉，皮膚などの炎症性疾患に適応される．

重大な副作用

偽アルドステロン症，ミオパチー（甘草）．腸間膜静脈硬化症（山梔子）．間質性肺炎．肝機能障害，黄疸．

相互作用

併用注意：甘草含有製剤，グリチルリチン酸およびその塩類を含有する製剤（甘草）．

その他の注意

胃腸虚弱な患者，食欲不振，悪心・嘔吐のある患者には慎重に投与する（地黄，当帰，川芎）．

10）石膏剤

石膏は天然の含水硫酸カルシウムを用いる鉱物性生薬で，強い清熱作用を持つ代表的な消炎性寒性薬として，解熱，消炎，止渇を目的に漢方処方に配合される．

a. 白虎加人参湯（原典：傷寒論・金匱要略） 日局

	虚弱					充実
	0	0	2	2	1	
	I	II	III	IV	V	

配合生薬と配合量

知母 5〜6 g，石膏 15〜16 g，甘草 2 g，粳米 8〜20 g，人参 1.5〜3 g．

効能・効果

体力中等度以上で，熱感と口渇が強いものの次の諸症：のどの渇き，ほてり，湿疹・皮膚炎，皮膚のかゆみ．

処方構成

君薬である石膏は知母とともに裏熱を取り，粳米と人参は気を補い，渇きを潤す．甘草は急迫症状を緩和するとともに，石膏と知母の作用を調整する．

重大な副作用

偽アルドステロン症，ミオパチー（甘草）．

相互作用

併用注意：甘草含有製剤，グリチルリチン酸およびその塩類を含有する製剤（甘草）．

その他の注意

体力の衰えている患者，胃腸虚弱な患者には慎重に投与する（石膏）．

b. 釣藤散（原典：普済本事方） 日局

	虚弱					充実
	0	1	2	1	0	
	I	II	III	IV	V	

配合生薬と配合量

釣藤鈎 3 g，陳皮（または橘皮）3 g，半夏 3 g，麦門冬 3 g，茯苓 3 g，人参 2〜3 g，防風 2〜3 g，菊花 2〜3 g，甘草 1 g，生姜 1 g，石膏 5〜7 g．

効能・効果

体力中等度で，慢性に経過する頭痛，めまい，肩こりなどがあるものの次の諸症：慢性頭痛，神経症，高血圧の傾向のあるもの．

処方構成

釣藤鈎には鎮静，血圧降下，脳血液循環の改善作用がある．これに清熱作用を有する石膏と菊花，発散薬の防風，気の上衝を下げる半夏と麦門冬，精神を安定させ水滞を取る茯苓，補気作用のある人参，気を巡らして鎮静作用を示す陳皮（または橘皮），生姜，甘草を加えたものである．裏熱の傾向があるが，水滞があって胃腸の働きが悪い中高年者の高血圧症や頭痛に用いられる．

重大な副作用

偽アルドステロン症，ミオパチー（甘草）．

相互作用

併用注意：甘草含有製剤，グリチルリチン酸およびその塩類を含有する製剤（甘草）．

その他の注意

体力の衰えている患者，胃腸虚弱な患者には慎重に投与する（石膏）．

c. 辛夷清肺湯（原典：外科正宗）

虚弱	0	0	2	2	1	充実
	I	II	III	IV	V	

配合生薬と配合量

辛夷2〜3g，知母3g，百合3g，黄芩3g，山梔子1.5〜3g，麦門冬5〜6g，石膏5〜6g，升麻1〜1.5g，枇杷葉1〜3g．

効能・効果

体力中等度以上で，濃い鼻汁が出て，時に熱感を伴うものの次の諸症：鼻づまり，慢性鼻炎，蓄膿症（副鼻腔炎）．

処方構成

鼻閉を改善する辛夷を主薬とし，消炎作用のある知母，黄芩，山梔子，石膏，升麻，枇杷葉が加えられている．知母，百合，麦門冬は乾燥を潤す作用があり，炎症の熱による乾燥を改善する．

重大な副作用

腸間膜静脈硬化症（山梔子）．間質性肺炎，肝機能障害，黄疸．

その他の注意

体力の衰えている患者，胃腸虚弱な患者には慎重に投与する（石膏）．

d. 麻杏甘石湯

麻黄剤（p. 49）参照．

e. 防風通聖散

大黄剤・承気湯類（p. 58）参照．

11）当帰芍薬散関連処方と駆瘀血薬

当帰芍薬散は血と水に作用する生薬がバランスよく配合された漢方処方で，血の巡りが悪く貧血の傾向があり，かつ水滞のある虚弱な婦人に用いられることが多い．ここでは，当帰芍薬散関連処方と代表的な駆瘀血薬について述べる．

a. 当帰芍薬散（原典：金匱要略）日局

虚弱	1	2	0	0	0	充実
	I	II	III	IV	V	

配合生薬と配合量

当帰3〜3.9g，川芎3g，芍薬4〜16g，茯苓4〜5g，白朮（または蒼朮）4〜5g，沢瀉

4〜12 g.

効能・効果

　　体力虚弱で，冷え症で貧血の傾向があり疲労しやすく，時に下腹部痛，頭重，めまい，肩こり，耳鳴り，動悸などを訴えるものの次の諸症：月経不順，月経異常，月経痛，更年期障害，産前産後あるいは流産による障害（貧血，疲労倦怠，めまい，むくみ），めまい，立ちくらみ，頭重，肩こり，腰痛，足腰の冷え症，しもやけ，むくみ，しみ，耳鳴り.

処方構成

　　当帰と川芎は血の巡りを改善し，当帰と芍薬には補血作用がある．さらに，芍薬は筋の緊張を緩和して鎮痛・鎮痙効果を発揮する．茯苓，白朮（または蒼朮），沢瀉は利水薬である．血の巡りが悪く，かつ水滞のある虚弱な婦人に広く用いられる.

注意

　　胃腸虚弱な患者，食欲不振，悪心・嘔吐のある患者には慎重に投与する（当帰，川芎）.

b. 加味逍遙散（原典：万病回春）　日局　虚弱

	I	II	III	IV	V	
	1	2	1	0	0	充実

配合生薬と配合量

　　当帰 3 g，芍薬 3 g，白朮（または蒼朮）3 g，茯苓 3 g，柴胡 3 g，牡丹皮 2 g，山梔子 2 g，甘草 1.5〜2 g，生姜 1 g，薄荷葉 1 g.

効能・効果

　　体力中程度以下で，のぼせ感があり，肩がこり，疲れやすく，精神不安やいらだちなどの精神神経症状，時に便秘の傾向のあるものの次の諸症：冷え症，虚弱体質，月経不順，月経困難，更年期障害，血の道症，不眠症.

処方構成

　　当帰は血の巡りと血虚を改善し，牡丹皮は代表的な駆瘀血薬である．茯苓は精神を安定させ，また白朮（または蒼朮）と組んで利水薬として作用する．芍薬は補血作用のほか，筋の緊張を緩和して鎮痛・鎮痙効果を発揮する．柴胡と山梔子は消炎性の鎮静薬として働き，薄荷葉には清熱，発汗，発散作用が期待される．さらに脾胃を温める生姜，緩和薬の甘草が加えられ，総じて，水滞もあるが瘀血症状の方が強く，精神症状の訴えの多い婦人に広く適用される.

重大な副作用

　　偽アルドステロン症，ミオパチー（甘草）．腸間膜静脈硬化症（山梔子）．肝機能障害，黄疸.

相互作用

　　併用注意：甘草含有製剤，グリチルリチン酸およびその塩類を含有する製剤（甘草）.

その他の注意

　　胃腸虚弱な患者，食欲不振，悪心・嘔吐のある患者には慎重に投与する（当帰）．妊婦または妊娠している可能性のある婦人には投与しないことが望ましい（牡丹皮）.

c. 温経湯（原典：金匱要略）　虚弱

	I	II	III	IV	V	
	1	2	2	0	0	充実

配合生薬と配合量

　　半夏 3〜5 g，麦門冬 3〜10 g，当帰 2〜3 g，川芎 2 g，芍薬 2 g，人参 2 g，桂皮 2 g，阿膠 2 g，牡丹皮 2 g，甘草 2 g，生姜 1 g，呉茱萸 1〜3 g.

効能・効果

　体力中等度以下で，手足がほてり，唇が乾くものの次の諸症：月経不順，月経困難，こしけ（おりもの），更年期障害，不眠，神経症，湿疹・皮膚炎，足腰の冷え，しもやけ，手あれ（手の湿疹・皮膚炎）．

処方構成

　当帰と川芎は血の巡りを改善し，当帰には補血作用もある．牡丹皮は代表的な駆瘀血薬である．芍薬は補血作用のほか，筋の緊張を緩和して鎮痛・鎮痙効果を発揮する．呉茱萸にも鎮痛効果があり，また同時に冷えを解消する．阿膠は止血作用に加え，麦門冬とともに乾燥を潤す．半夏，生姜，桂皮，人参，甘草は，悪心や食欲不振など，消化器症状の改善に有効である．したがって，胃腸があまり丈夫でなく，全体に枯燥気味で，とくに口唇が乾き，瘀血とそれに伴う貧血，冷え，出血，痛みがある人に用いられる．

重大な副作用

　偽アルドステロン症，ミオパチー（甘草）．

相互作用

　併用注意：甘草含有製剤，グリチルリチン酸およびその塩類を含有する製剤（甘草）．

その他の注意

　胃腸虚弱な患者，食欲不振，悪心・嘔吐のある患者には慎重に投与する（当帰，川芎）．妊婦または妊娠している可能性のある婦人には投与しないことが望ましい（牡丹皮）．

d. 桂枝茯苓丸（原典：金匱要略）日局

虚弱	0	0	2	2	0	充実
	I	II	III	IV	V	

配合生薬と配合量

　桂皮 3〜4 g，茯苓 4 g，牡丹皮 3〜4 g，桃仁 2 g，芍薬 4 g．

効能・効果

　比較的体力があり，時に下腹部痛，肩こり，頭重，めまい，のぼせて足冷えなどを訴えるものの次の諸症：月経不順，月経異常，月経痛，更年期障害，血の道症，肩こり，めまい，頭重，打ち身（打撲症），しもやけ，しみ，湿疹・皮膚炎，にきび．

処方構成

　代表的な駆瘀血薬である牡丹皮と桃仁に，水滞を取り精神を安定させる茯苓，補血作用と筋の緊張を緩和して鎮痛・鎮痙効果を発揮する芍薬，駆瘀血薬の作用を向上させ，また気の上衝を下げる作用のある桂皮を加えたものである．したがって，明らかな瘀血証があり，それに伴っていらいら，のぼせ，痛みを訴える人に用いられる．

重大な副作用

　肝機能障害，黄疸．

その他の注意

　体力の衰えている患者には慎重に投与する．妊婦または妊娠している可能性のある婦人には投与しないことが望ましい（牡丹皮，桃仁）．

e. 桃核承気湯

　大黄剤・承気湯類（p. 57）参照．

12）その他の漢方処方

a. 芍薬甘草湯（原典：傷寒論）日局

虚弱 | 2 (I) | 2 (II) | 2 (III) | 2 (IV) | 2 (V) | 充実

配合生薬と配合量

芍薬 3〜8 g，甘草 3〜8 g．

効能・効果

体力にかかわらず使用でき，筋肉の急激なけいれんを伴う痛みのあるものの次の諸症：こむらがえり，筋肉のけいれん，腹痛，腰痛．

処方構成

芍薬は筋の緊張を緩和して鎮痛・鎮痙効果を発揮し，その作用を甘草が助けることにより，2つの生薬で強い鎮痛・鎮痙作用を発揮する．

重大な副作用

偽アルドステロン症，ミオパチー，横紋筋融解症（甘草）．うっ血性心不全，心室細動，心室頻拍（甘草）．間質性肺炎．甘草の配合量が多いので，長期連用は避け，頓服的に用いた方がよい．

相互作用

併用注意：甘草含有製剤，グリチルリチン酸およびその塩類を含有する製剤，ループ系利尿薬，チアジド系利尿薬（甘草）．

禁忌

アルドステロン症の患者，ミオパチーのある患者，低カリウム血症のある患者．

b. 大建中湯（原典：金匱要略）日局（日局には無コウイ大建中湯として収載）

虚弱 | 2 (I) | 2 (II) | 0 (III) | 0 (IV) | 0 (V) | 充実

配合生薬と配合量

山椒 1〜2 g，人参 2〜3 g，乾姜 3〜5 g，膠飴 20〜64 g．

効能・効果

体力虚弱で，腹が冷えて痛むものの次の諸症：下腹部痛，腹部膨満感．

処方構成

山椒と乾姜が消化管を刺激して温め，人参とともに消化器系の機能低下を改善する．膠飴は山椒と乾姜の刺激を緩和し，また脾胃の気を補い，栄養を補給する．

重大な副作用

間質性肺炎．肝機能障害，黄疸．

その他の注意

肝機能障害のある患者には慎重に投与する．

参考

開腹手術後の癒着性イレウス（腸閉塞）の予防・改善に臨床応用されている．

c. 抑肝散（原典：保嬰撮要）日局

虚弱 | 0 (I) | 1 (II) | 1 (III) | 2 (IV) | 0 (V) | 充実

配合生薬と配合量

当帰 3 g，釣藤鈎 3 g，川芎 3 g，白朮（または蒼朮）4 g，茯苓 4 g，柴胡 2〜5 g，甘草 1.5 g．

効能・効果

体力中等度を目安として，神経がたかぶり，怒りやすい，いらいらなどがあるものの次

の諸症：神経症，不眠症，小児夜泣き，小児疳症（神経過敏），歯ぎしり，更年期障害，血の道症．

処方構成

当帰と川芎は血の巡りを改善し，また当帰には補血作用もある．茯苓と白朮（または蒼朮）は利水薬である．すなわち，血と水を整えつつ，釣藤鈎と柴胡が協力して神経のたかぶりを抑え，鎮痙，鎮静作用を示す．甘草は諸薬の調和を目的に配合されている．

重大な副作用

偽アルドステロン症，ミオパチー，横紋筋融解症（甘草）．心不全（甘草）．間質性肺炎．肝機能障害，黄疸．

相互作用

併用注意：甘草含有製剤，グリチルリチン酸およびその塩類を含有する製剤（甘草）．

その他の注意

胃腸虚弱な患者，食欲不振，悪心・嘔吐のある患者には慎重に投与する（当帰，川芎）．

参考

アルツハイマー型認知症の周辺症状の改善を目的に臨床応用されている．

抑肝散加陳皮半夏（本朝経験方）（日局）は，抑肝散に陳皮と半夏を加えたもので，抑肝散よりも神経症状が強く，悪心・嘔吐，食欲不振があるものに適する．

d. 半夏厚朴湯（原典：金匱要略） 日局

虚弱	0	1	2	1	0	充実
	I	II	III	IV	V	

配合生薬と配合量

半夏6〜8g，茯苓5g，厚朴3g，蘇葉2〜3g，生姜1〜2g．

効能・効果

体力中等度を目安として，気分がふさいで，咽喉・食道部に異物感があり，時に動悸，めまい，嘔気などを伴うものの次の諸症：不安神経症，神経性胃炎，つわり，咳，しわがれ声，のどのつかえ感．

処方構成

蘇葉は気を発散させ，厚朴は気のうっ滞を巡らせて腹部膨満感を改善し，不安や咳を鎮める．茯苓は半夏および生姜と協力して水分代謝を改善し，悪心・嘔吐を治すとともに，精神を安定させる．のどにつかえ感のある精神不安や咳に用いられる．

参考

半夏厚朴湯証にみられるのどの異物感を梅核気（ばいかくき）あるいは咽中炙臠（いんちゅうしゃれん）という．

e. 麦門冬湯（原典：金匱要略） 日局

虚弱	1	2	2	0	0	充実
	I	II	III	IV	V	

配合生薬と配合量

麦門冬8〜10g，半夏5g，粳米5〜10g，大棗2〜3g，人参2g，甘草2g．

効能・効果

体力中等度以下で，痰が切れにくく，時に強く咳き込み，または咽頭の乾燥感があるものの次の諸症：から咳，気管支炎，気管支喘息，咽頭炎，しわがれ声．

処方構成

麦門冬は乾燥を潤し，咳を鎮め，さらに滋養・強壮作用を有する．粳米も乾燥を潤し，気を補う．半夏は心下の水滞を取り，悪心・嘔吐を鎮め，胸のつかえを取る．これに滋養・

強壮, 健胃, 緩和作用のある大棗, 人参, 甘草を加えたもので, 乾性の咳 (のどが乾燥し, 痰の切れにくい咳) に用いられる.

重大な副作用

　偽アルドステロン症, ミオパチー (甘草). 間質性肺炎. 肝機能障害, 黄疸.

相互作用

　併用注意：甘草含有製剤, グリチルリチン酸およびその塩類を含有する製剤 (甘草).

f. 防已黄耆湯 (原典：金匱要略) 日局　虚弱 | 1 | 2 | 1 | 0 | 0 | 充実

	I	II	III	IV	V	
虚弱	1	2	1	0	0	充実

配合生薬と配合量

　防已 4～5 g, 黄耆 5 g, 白朮 (または蒼朮) 3 g, 生姜 1～1.5 g, 大棗 3～4 g, 甘草 1.5～2 g.

効能・効果

　体力中等度以下で, 疲れやすく, 汗のかきやすい傾向があるものの次の諸症：肥満に伴う関節の腫れや痛み, むくみ, 多汗症, 肥満症 (筋肉に締まりのない, いわゆる水太り).

処方構成

　黄耆は表位の気の不足を補い, 皮膚表面の水滞を除き, 多汗, ねあせを治す. 防已と白朮 (または蒼朮) は協力して体内の水滞を解消し, むくみや関節にたまった水を取る. また防已には鎮痛作用もあり, 関節痛などを緩和する. 脾胃を温める生姜のほか, 大棗, 甘草のような補気薬や緩和薬も配合されており, 水太り型の肥満症で, 体質的には虚証である場合に用いられる.

重大な副作用

　偽アルドステロン症, ミオパチー (甘草). 間質性肺炎. 肝機能障害, 黄疸.

相互作用

　併用注意：甘草含有製剤, グリチルリチン酸およびその塩類を含有する製剤 (甘草).

g. 呉茱萸湯 (原典：傷寒論・金匱要略) 日局　虚弱 | 1 | 2 | 1 | 0 | 0 | 充実

	I	II	III	IV	V	
虚弱	1	2	1	0	0	充実

配合生薬と配合量

　呉茱萸 3～4 g, 大棗 2～4 g, 人参 2～3 g, 生姜 1～2 g.

効能・効果

　体力中等度以下で, 手足が冷えて肩がこり, 時にみぞおちが膨満するものの次の諸症：頭痛, 頭痛に伴うはきけ・嘔吐, しゃっくり.

処方構成

　主薬の呉茱萸はアルカロイドを主要成分として含み辛味と苦味が強く, 熱性薬で, 鎮痛, 健胃, 制吐作用がある. これに, 脾胃気虚を補い, 滋養・強壮効果のある人参, 脾胃を温め, 消化機能を向上させる生姜, 消化機能を整え, 補気, 滋養・強壮, 緩和効果のある大棗を加えたものである.

参考書・参考文献
1) 合田幸広, 袴塚高志 (監), 新一般用漢方処方の手引き, じほう, 2013
2) 厚生労働科学研究費補助金 (医薬品・医療機器等レギュラトリーサイエンス総合研究事業)「生薬及び生薬製剤の品質確保と同等性・安全性・国際調和等に関する研究」平成 25 年度分担研

究報告書「新一般用漢方製剤承認基準の改正に関する研究」

3）株式会社ツムラ：ツムラ医療用医薬品添付文書

4）岡村信幸（著）：病態からみた漢方薬物ガイドライン—処方構成・適正使用・科学的根拠の解説まで，第 3 版，京都廣川書店，2016

5）桑木崇秀（著）：健保適用エキス剤による漢方診療ハンドブック，増補改訂版（第 4 版），創元社，2012

6）指田　豊，三巻祥浩（編著）：薬学生のための漢方薬入門，第 4 版，廣川書店，2016

処方構成生薬一覧　ワークシート

記入例

色文字部分は，各自，予習・復習で記入する．一部ではあるが，例を示す．

> 生薬に関するコメント欄には薬能や，五味，薬用部位や科名を記入．

> 処方に関するコメント欄には理解を深めるための覚え書きや体力のしばりなどを記入．

たとえば下の例では**表3-3**（p. 41）より簡易的な薬能を記入した．これにより，作用の方向（発汗・瀉下）や気・血・水のいずれに作用するのかをおおよそ把握できる．

生薬に関するコメント	発汗解表	補血	気薬	気薬	発汗解表	補気	発汗解表	発汗解表	利水・去湿	温補	気薬	気薬	処方に関するコメント
	桂皮	芍薬	甘草	大棗	生姜	膠飴	葛根	麻黄	朮	附子	竜骨	牡蛎	
桂枝湯	◎	●	○	○	○								自汗，頭痛・発熱・悪寒． 虚弱 1 2 0 0 0 充実
（葛根湯）	◎	●	○	○	○		○	◎					無汗，頭痛・発熱・悪寒，項や肩の凝り． 虚弱 0 0 3 2 1 充実
桂枝加芍薬湯	◎	●●	○	○	○								腹部膨満感，しぶり腹，腹痛． 虚弱 1 2 1 0 0 充実
小建中湯	◎	●●	○	○	○	○							虚弱 1 2 0 0 0 充実
桂枝加朮附湯	◎	●	○	○	○				○	◎			虚弱 1 2 1 0 0 充実
（芍薬甘草湯）		●	○○										虚弱 2 2 2 2 2 充実
桂枝加竜骨牡蛎湯	◎	●	○								○	●	虚弱 1 2 1 0 0 充実

> 斜体で示した方剤はランク50位圏外の処方．（　）内の方剤は分類の異なる参考処方．

> 副作用や重複投与に注意すべき生薬をマーク．とくに甘草，麻黄，大黄，黄芩．

> 配合される生薬部分に○をつけ，たとえば熱温薬は◎，寒涼薬は●などと四気に従って印を変える．また，配合量を記入したり，とくに量の多いものはマークの数を増やしたりしてもよい．

1.

桂枝湯類

生薬に関する コメント	桂皮	芍薬	甘草	大棗	生姜	膠飴	葛根	麻黄	朮	附子	竜骨	牡蛎	処方に関するコメント
桂枝湯													
(葛根湯)													
桂枝加芍薬湯													
小建中湯													
桂枝加朮附湯													
(芍薬甘草湯)													
桂枝加竜骨牡蛎湯													

2.

麻黄剤

生薬に関するコメント		葛根	麻黄	桂皮	芍薬	甘草	大黄	生姜	乾姜	川芎	辛夷	杏仁	石膏	細辛	五味子	半夏	附子	処方に関するコメント
葛根湯																		
葛根湯加川芎辛夷																		
麻黄湯																		
小青竜湯																		
麻杏甘石湯																		
麻黄附子細辛湯																		

このほか，防風通聖散など．

3.
柴胡剤（その1）

生薬に関するコメント		柴胡	黄芩	半夏	人参	甘草	大棗	生姜	枳実	大黄	桂皮	芍薬	猪苓	茯苓	朮	沢瀉	厚朴	蘇葉	処方に関するコメント
小柴胡湯																			
柴胡桂枝湯																			
大柴胡湯																			
四逆散																			
柴苓湯																			
柴朴湯																			

柴胡剤および関連処方（その2）

生薬に関するコメント	柴胡	黄芩	半夏	人参	甘草	大棗	生姜	大黄	蘇葉	厚朴	桂皮	茯苓	朮	沢瀉	猪苓	黄耆	陳皮	升麻	当帰	芍薬	薄荷	山梔子	牡丹皮	竜骨	牡蛎	処方に関するコメント
小柴胡湯																										
柴胡加竜骨牡蛎湯																										
乙字湯																										
（補中益気湯）																										
（加味逍遥散）																										
柴朴湯																										
柴苓湯																										

このほか、抑肝散、十味敗毒湯、荊芥連翹湯など。
*柴胡加竜骨牡蛎湯には大黄を配合するものが多いが、ツムラの柴胡加竜骨牡蛎湯には大黄は配合されていない。

4.

瀉心湯類・芩連剤と温清飲

	黄芩	黄連	半夏	人参	乾姜	甘草	大棗	生姜	黄柏	山梔子	柴胡	当帰	川芎	芍薬	地黄	処方に関するコメント
生薬に関するコメント																
(小柴胡湯)																
半夏瀉心湯																
黄連解毒湯																
(四物湯)																
温清飲																

5. 大黄剤・承気湯類

生薬に関するコメント	厚朴	枳実	芒硝	大黄	甘草	桂皮	桃仁	杏仁	麻子仁	芍薬	柴胡	黄芩	升麻	当帰	処方に関するコメント
大黄甘草湯															
小承気湯															
桃核承気湯															
麻子仁丸															
乙字湯															
防風通聖散※															

※防風通聖散は、構成生薬の一部のみが表に記載されている。石膏剤も参照のこと。
他の生薬：川芎、山梔子、連翹、薄荷、防風、荊芥、朮、桔梗、生姜、麻黄、石膏、滑石.
乙字湯は、柴胡剤を参照のこと。

6. 利水剤

生薬に関するコメント	猪苓	茯苓	朮	沢瀉	桂皮	人参	甘草	滑石	阿膠	附子	芍薬	大棗	生姜	半夏	陳皮	処方に関するコメント
五苓散																
猪苓湯																
苓桂朮甘湯																
真武湯																
四君子湯																
六君子湯																

7.

附子剤

生薬に関する コメント		地黄	山薬	山茱萸	沢瀉	茯苓	牡丹皮	桂皮	附子	牛膝	車前子	朮	芍薬	生姜	甘草	大黄	麻黄	細辛	処方に関するコメント
真武湯																			
桂枝加朮附湯																			
麻黄附子細辛湯																			
八味地黄丸 (八味丸)																			
牛車腎気丸																			
六味地黄丸 (腎気丸)																			

8. 人参剤

生薬に関するコメント	桂皮	黄耆	人参	甘草	茯苓	朮	沢瀉	大棗	生姜	乾姜	半夏	陳皮	五味子	天麻	升麻	柴胡	黄芩	当帰	川芎	芍薬	地黄	酸棗仁	竜眼肉	遠志	山梔子	木香	黄柏	麦芽	神麹	処方に関するコメント
人参湯																														
四君子湯																														
六君子湯																														
半夏白朮天麻湯																														
加味帰脾湯																														
補中益気湯																														
十全大補湯																														
人参養栄湯																														

9.

地黄剤（四物湯類）

生薬に関するコメント／コメント	当帰	川芎	芍薬	地黄	黄耆	人参	甘草	沢瀉	茯苓	朮	桂皮	附子	山薬	山茱萸	牡丹皮	牛膝	車前子	陳皮	五味子	遠志	処方に関するコメント
八味地黄丸																					
牛車腎気丸																					
四物湯																					
十全大補湯																					
人参養栄湯																					
荊芥連翹湯※																					

※荊芥連翹湯は、構成生薬の一部のみが表に記載されている。
他の生薬：荊芥, 連翹, 防風, 柴胡, 黄芩, 黄連, 黄柏, 山梔子, 薄荷, 枳実, 白芷, 桔梗.

10. 石膏剤

生薬に関するコメント	石膏	知母	粳米	麦門冬	人参	甘草	大棗	生姜	半夏	陳皮	朮	茯苓	釣藤鈎	菊花	防風	麻黄	杏仁	辛夷	枇杷葉	黄芩	百合	山梔子	升麻	処方に関するコメント
白虎加人参湯																								
（六君子湯）																								
釣藤散																								
辛夷清肺湯																								
麻杏甘石湯																								
防風通聖散※																								

※防風通聖散は、構成生薬の一部のみが表に記載されている。
他の生薬：当帰、芍薬、川芎、連翹、薄荷、荊芥、桔梗、大黄、芒硝、滑石.

11.
当帰芍薬散関連処方と駆瘀血薬

生薬に関する コメント		茯苓	沢瀉	桂皮	人参	甘草	生姜	半夏	当帰	川芎	芍薬	柴胡	薄荷	山梔子	牡丹皮	桃仁	呉茱萸	麦門冬	阿膠	大黄	芒硝	処方に関するコメント
当帰芍薬散																						
加味逍遙散																						
温経湯																						
桂枝茯苓丸																						
桃核承気湯																						

12.
その他

生薬に関するコメント	茯苓	朮	人参	甘草	大棗	生姜	半夏	当帰	川芎	芍薬	黄耆	柴胡	釣藤鈎	乾姜	山椒	膠飴	麦門冬	粳米	防已	呉茱萸	処方に関するコメント
芍薬甘草湯																					
大建中湯																					
抑肝散																					
麦門冬湯																					
防已黄耆湯																					
呉茱萸湯																					

5. 漢方薬の副作用

1. 漢方薬の副作用と使用上の基本的注意

　漢方薬も医薬品であり，**副作用**と無縁ではない．漢方薬の添付文書には使用上の注意ならびに副作用に関する情報が記載されているので，これらの情報を把握しておくことが重要である．**図5-1** に医療用葛根湯エキス製剤の添付文書の例（抜粋）を示す．このように，添付文書にはさまざまな注意事項が記載されている．

　漢方薬の使用上の注意には，どの処方にも共通するものと処方あるいは配合されている生薬に特有のものがある．たとえば，**図5-1** の「重要な基本的注意」の 1. と 3. はすべての漢方薬に共通するものであり，2. は配合されている生薬（甘草）に特有の注意事項である．

2. 漢方薬に共通する注意事項

　① 患者の**証**（体質・症状）を考慮して投与するとともに，経過を十分に観察し，症状・所見の改善が認められない場合には継続投与を避ける．医薬品は正しく使用してはじめてその有効性と安全性が担保される．漢方薬は患者の証に合わせて使用することが重要であり，証を無視して使用すると，治療効果が期待できないばかりか副作用の原因にもなる．医療用漢方製剤の添付文書に書かれている効能・効果は，患者の証を現代的に表現した「**しばり**」と呼ばれる部分と，適応症の 2 つの部分からできている．**図5-1** の例の【効能・効果】で「しばり」にあたるのは「…ものの次の諸症：」までであり，葛根湯は自然発汗がなく比較的体力がある患者に用いる処方であることを示している．したがって，**図5-1** の慎重投与に示されている「1. 病後の衰弱期，著しく体力の衰えている患者」や「4. 発汗傾向の著しい患者」は葛根湯の証からはずれる患者であり，慎重投与が求められる．一方，慎重な経過観察は副作用の早期発見を可能にするとともに，処方の変更の糸口も与えてくれることがある．

　② 一般に，高齢者では生理機能が低下していることが多いので，投与量を減らすなどの注意が必要である．

　③ 一般的には，妊娠中の投与に関する安全性は確立しておらず，妊娠初期（器官形成期：妊娠 6〜11 週）での催奇形性についての報告もないので，妊婦（とくに妊娠初期）または妊娠している可能性のある婦人には，治療上の有益性が危険性を上回ると判断される場合にのみ投与する．一方で，漢方薬は産婦人科領域でも広く用いられており，当帰芍薬散な

【効能・効果】
自然発汗がなく頭痛，発熱，悪寒，肩こり等を伴う比較的体力のあるものの次の諸症：
感冒，鼻かぜ，熱性疾患の初期，炎症性疾患（結膜炎，角膜炎，中耳炎，扁桃腺炎，乳腺炎，リンパ腺炎），肩こり，上半身の神経痛，じんましん

【使用上の注意】
慎重投与（次の患者には慎重に投与すること）
1. 病後の衰弱期，著しく体力の衰えている患者［副作用があらわれやすくなり，その症状が増強されるおそれがある．］
2. 著しく胃腸の虚弱な患者［食欲不振，胃部不快感，悪心，嘔吐等があらわれることがある．］
3. 食欲不振，悪心，嘔吐のある患者［これらの症状が悪化するおそれがある．］
4. 発汗傾向の著しい患者［発汗過多，全身脱力感等があらわれることがある．］
5. 狭心症，心筋梗塞等の循環器系の障害のある患者，又はその既往歴のある患者［疾患及び症状が悪化するおそれがある．］
6. 重症高血圧症の患者［疾患及び症状が悪化するおそれがある．］
7. 高度の腎障害のある患者［疾患及び症状が悪化するおそれがある．］
8. 排尿障害のある患者［疾患及び症状が悪化するおそれがある．］
9. 甲状腺機能亢進症の患者［疾患及び症状が悪化するおそれがある．］

重要な基本的注意
1. 本剤の使用にあたっては，患者の証（体質・症状）を考慮して投与すること．なお，経過を十分に観察し，症状・所見の改善が認められない場合には，継続投与を避けること．
2. 本剤にはカンゾウが含まれているので，血清カリウム値や血圧値等に十分留意し，異常が認められた場合には投与を中止すること．
3. 他の漢方製剤等を併用する場合は，含有生薬の重複に注意すること．

相互作用
併用注意（併用に注意すること）
（略）

重大な副作用
1. 偽アルドステロン症
低カリウム血症，血圧上昇，ナトリウム・体液の貯留，浮腫，体重増加等の偽アルドステロン症があらわれることがあるので，観察（血清カリウム値の測定等）を十分に行い，異常が認められた場合には投与を中止し，カリウム剤の投与等の適切な処置を行うこと．
（略）

その他の副作用

	頻度不明
過敏症[注1)	発疹，発赤，そう痒等
自律神経系	不眠，発汗過多，頻脈，動悸，全身脱力感，精神興奮等
消化器	食欲不振，胃部不快感，悪心，嘔吐等
泌尿器	排尿障害等

[注1) このような症状があらわれた場合には投与を中止すること．

（以下略）

図5-1　葛根湯添付文書例（抜粋）

どは習慣性流産や流産の予防に用いられる.

④ 一般的には，小児に対する安全性は確立していない．とくに附子を含む処方には注意が必要である．なお，小建中湯のように虚弱児の諸症状に用いられる処方もある.

⑤ 漢方エキス製剤を用いる場合，同一処方名でも構成生薬や配合生薬の1日量がメーカーによって異なることがあるので，注意する必要がある．たとえば，日本薬局方には葛根や麻黄の配合量の異なる4種類の処方が葛根湯として収載されており（表5-1），他処方の2倍量の葛根が配合されている処方がある．また，処方によっては蒼朮と白朮や生姜と乾姜の違いなど配合されている生薬が異なる場合もあり，これらに対応した医療用製剤が市販されているので，実際に使用する製剤の処方構成を確認することも大切である.

⑥ 2種類以上の漢方エキス製剤を併用する場合には，配合生薬の重複に注意する．とくに甘草，麻黄，大黄，附子などが重複している場合には，その量に十分な注意が必要である.

表5-1　日本薬局方葛根湯エキスの処方構成

構成生薬	処方1	処方2	処方3	処方4
葛根	8	4	4	4
麻黄	4	4	3	3
大棗	4	3	3	3
桂皮	3	2	2	2
芍薬	3	2	2	2
甘草	2	2	2	2
生姜	1	1	1	2

3. 処方ごとの注意事項

医薬品に関する副作用の情報は，製薬企業や医療機関から厚生労働省に報告される．この報告に基づいて，厚生労働省は必要に応じて製薬企業に医薬品の使用上の注意の改訂の指示を出しており，漢方薬についても逐次注意事項が追加されている.

1）禁　忌

a. 小柴胡湯

漢方薬の副作用が注目されるきっかけとなった処方であり，間質性肺炎を起こす危険があることから，次の患者に対しての使用は禁忌である.

インターフェロン製剤を投与中の患者：間質性肺炎が現れることがある.

肝硬変，肝がんの患者：間質性肺炎が起こり，死亡等の重篤な転帰に至ることがある.

慢性肝炎における肝機能障害で血小板数が10万/mm³以下の患者：肝硬変が疑われる.

なお，小柴胡湯の添付文書には，以下のような警告文が載せられている.

「1. 本剤の投与により，間質性肺炎が起こり，早期に適切な処置を行わない場合，死亡

等の重篤な転帰に至ることがあるので，患者の状態を十分観察し，発熱，咳嗽，呼吸困難，肺音の異常（捻髪音），胸部 X 線異常等があらわれた場合には，ただちに本剤の投与を中止すること．2. 発熱，咳嗽，呼吸困難等があらわれた場合には，本剤の服用を中止し，ただちに連絡するよう患者に対し注意を行うこと.」

b. 甘草を 1 日量として 2.5 g 以上含む処方

甘草を 1 日量として 2.5 g 以上含む処方は，原疾患および症状が悪化するおそれがあることから，次の患者に対しての使用は禁忌である．

アルドステロン症の患者.

ミオパチーのある患者.

低カリウム血症のある患者.

対象となる処方を表 5-2 に示す．これらの処方以外でも，甘草を含む漢方エキス製剤を併用する場合，甘草の 1 日量が 2.5 g を超えることが多いので注意が必要である．甘草は多くの漢方処方に配合されていることから，漢方エキス製剤を併用する際には，配合生薬の重複に注意する.

表 5-2　甘草配合量が 1 日量 2.5 g を超える処方

黄連湯, 甘麦大棗湯, 桔梗湯, 芎帰膠艾湯, 桂枝人参湯, 五淋散, 炙甘草湯, 芍薬甘草湯, 小青竜湯, 排膿散及湯, 半夏瀉心湯, 人参湯, 附子理中湯

2) 重大な副作用

a. 偽アルドステロン症ならびにミオパチー（甘草含有処方）

甘草含有処方では，添付文書に重大な副作用として，偽アルドステロン症ならびにミオパチーが記載されている．甘草に含まれるグリチルリチン酸は，腸内細菌によって加水分解されてグリチルレチン酸となって吸収された後，肝臓で 3 位の水酸基がグルクロン酸抱合あるいは硫酸抱合を受けて 3-モノグルクロニルグリチルレチン酸（3MGA），3-スルホニルグリチルレチン酸（3SGA）などに代謝されることが報告されている（図 5-2）．これらの代謝物は腎尿細管細胞で糖質コルチコイドであるコルチゾールのコルチゾンへの代謝を行う 2 型 11 β-ヒドロキシステロイド脱水素酵素（11 β-HSD2）を阻害することが報告されており，グリチルレチン酸の代謝物が偽アルドステロン症の発症に関与していると考えられる．コルチゾンは鉱質コルチコイド（アルドステロン）受容体に結合しないのに対し，コルチゾールはアルドステロンと同程度の結合力を持つため，11 β-HSD2 の阻害によってコルチゾールの細胞内濃度が高まり，鉱質コルチコイド作用が増強されてナトリウムイオンの再吸収とカリウムイオンの排出が促進される．その結果，低カリウム血症，血圧上昇，ナトリウム・体液の貯留，浮腫，体重増加などの偽アルドステロン症が現れることがあるので，観察（血清カリウム値の測定など）を十分に行い，異常が認められた場合には投与を中止し，カリウム剤の投与などの適切な処置を行う．また，低カリウム血症の結果として，ミオパチー，横紋筋融解症が現れることがあるので，脱力感，筋力低下，筋

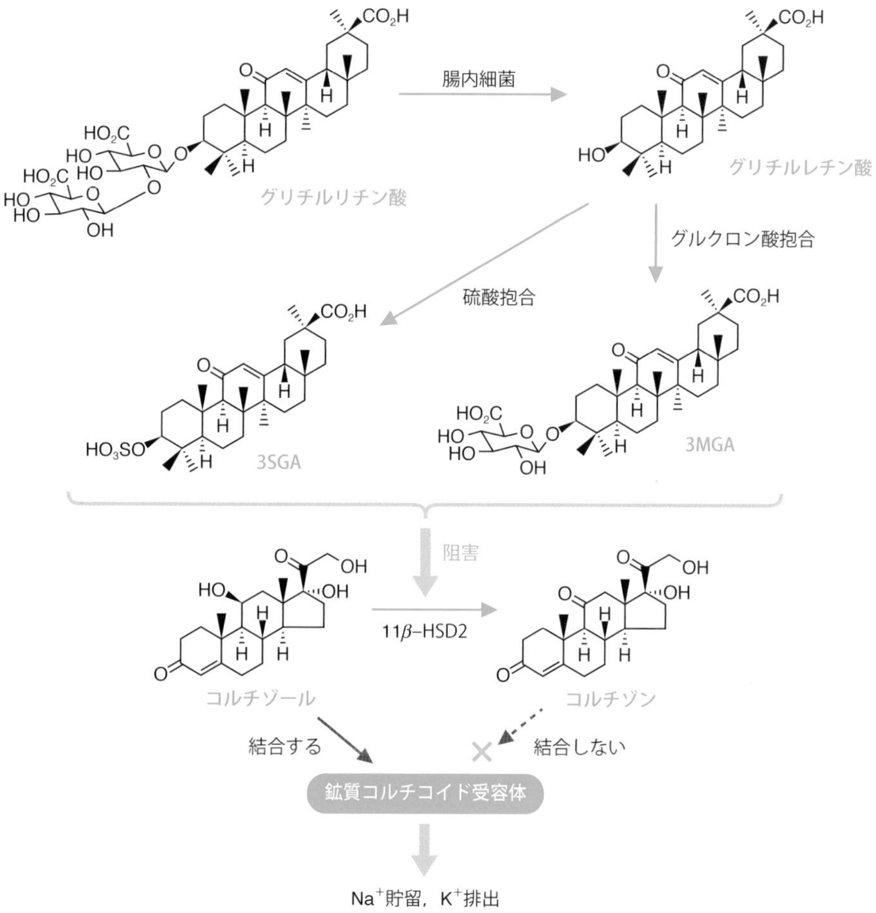

図 5-2　グリチルリチン酸による偽アルドステロン症の発症メカニズム

肉痛，四肢けいれん・麻痺，CK（CPK）上昇，血中および尿中のミオグロビン上昇が認められた場合には投与を中止し，カリウム剤の投与などの適切な処置を行う．

b. 間質性肺炎

　　添付文書に重大な副作用として間質性肺炎が記載されている処方を**表 5-3** に示した．これらの処方を投与した患者に，発熱，咳嗽，呼吸困難，肺音の異常（捻髪音）などが現れた場合には，本剤の投与を中止し，速やかに胸部 X 線などの検査を実施するとともに，副腎皮質ホルモン剤の投与などの適切な処置を行う必要がある．また，患者に対しても発熱，咳嗽，呼吸困難などが現れた場合には，本剤の服用を中止し，ただちに連絡するよう注意を行う．発症の原因は明らかにされていないが，黄芩が配合されている処方での発症が多いため，その関与が疑われている．

c. 肝機能障害ならびに黄疸

　　添付文書に重大な副作用として肝機能障害ならびに黄疸が記載されている処方を**表 5-3** に示した．これらの処方では，AST（GOT），ALT（GPT），ALP，γ-GTP の上昇などを伴う肝機能障害，黄疸が現れることがあるので，観察を十分に行い，異常が認められた場合には投与を中止し，適切な処置を行う．

表 5-3　添付文書に記載された漢方薬の重大な副作用

重大な副作用	対象処方
間質性肺炎	温清飲，黄連解毒湯，乙字湯，荊芥連翹湯，牛車腎気丸，五淋散，三黄瀉心湯，三物黄芩湯，芍薬甘草湯，柴胡加竜骨牡蛎湯，柴胡桂枝乾姜湯，柴胡桂枝湯，柴朴湯，柴苓湯，潤腸湯，小柴胡湯，小青竜湯，辛夷清肺湯，清心連子飲，清肺湯，大建中湯，大柴胡湯，二朮湯，麦門冬湯，半夏瀉心湯，防已黄耆湯，防風通聖散，補中益気湯，抑肝散，竜胆瀉肝湯
肝機能障害，黄疸	茵蔯蒿湯，温清飲，黄連解毒湯，乙字湯，葛根湯，加味逍遙散，荊芥連翹湯，桂枝茯苓丸，牛車腎気丸，柴胡加竜骨牡蛎湯，柴胡桂枝湯，柴胡桂枝乾姜湯，柴朴湯，柴苓湯，三黄瀉心湯，三物黄芩湯，芍薬甘草湯，小柴胡湯，小柴胡湯加桔梗石膏，小青竜湯，十全大補湯，潤腸湯，辛夷清肺湯，清心連子飲，清上防風湯，清肺湯，大建中湯，大柴胡湯，二朮湯，女神散，人参養栄湯，麦門冬湯，半夏瀉心湯，防已黄耆湯，防風通聖散，補中益気湯，麻黄附子細辛湯，抑肝散，六君子湯，竜胆瀉肝湯
腸間膜静脈硬化症	山梔子，茵蔯蒿湯，黄連解毒湯，加味逍遙散，辛夷清肺湯，温清飲，加味帰脾湯，荊芥連翹湯，五淋散，柴胡清肝湯，梔子柏皮湯，清上防風湯，清肺湯，防風通聖散，竜胆瀉肝湯

d. うっ血性心不全，心室細動，心室頻拍

　　芍薬甘草湯の長期投与によって，うっ血性心不全，心室細動，心室頻拍（torsades de pointes を含む）が現れることがあるので，観察（血清カリウム値の測定など）を十分に行い，動悸，息切れ，倦怠感，めまい，失神などの異常が認められた場合には投与を中止し，適切な処置を行う．芍薬甘草湯の投与は治療上必要最小限の期間にとどめる．また，抑肝散の投与により低カリウム血症に伴う心不全が現れることがある．

e. 腸間膜静脈硬化症

　　添付文書に重大な副作用として腸間膜静脈硬化症が記載されている生薬ならびに処方を表 5-3 に示した．山梔子含有製剤の長期投与（多くは 5 年以上）により，大腸の色調異常，浮腫，びらん，潰瘍，狭窄を伴う腸間膜静脈硬化症が現れることがある．腹痛，下痢，便秘，腹部膨満などが繰り返し現れた場合，または便潜血陽性になった場合には投与を中止し，CT，大腸内視鏡などの検査を実施するとともに，適切な処置を行う．なお，腸管切除術に至った症例も報告されている．腸間膜静脈硬化症の発症には，山梔子の成分のゲニポシドの加水分解によって生成するゲニピンが関与していると考えられている．

3）一般的な副作用

　　上述の重大な副作用のほかに，以下のような副作用が報告されている．

a. 過敏症

　　発疹，発赤，瘙痒，蕁麻疹などの症状が出ることがある．とくに桂皮，山薬，粳米，小麦あるいは人参を含む処方で注意を要する．また，これらの生薬を含まない黄連解毒湯，乙字湯，加味逍遙散，芍薬甘草湯，辛夷清肺湯，真武湯，当帰芍薬散，半夏厚朴湯，防已黄耆湯，防風通聖散，麻黄附子細辛湯，抑肝散などでも過敏症の発症が報告されている．

b. 消化器障害

　　食欲不振，胃部不快感，悪心・嘔吐，腹痛，軟便，下痢などの消化器症状が現れること

がある. 山梔子, 酸棗仁, 地黄, 石膏, 川芎, 大黄, 当帰, 芒硝, 麻黄, 薏苡仁を含む処方で注意が必要である. また, これらの生薬を含まない黄連解毒湯, 桂枝茯苓丸, 柴胡加竜骨牡蛎湯, 柴胡桂枝湯, 柴朴湯, 柴苓湯, 芍薬甘草湯, 小柴胡湯, 大建中湯, 六君子湯などでも消化器障害の発症が報告されている.

c. 肝機能異常

呉茱萸湯, 五苓散, 当帰四逆加呉茱萸生姜湯, 当帰芍薬散, 八味地黄丸, 白虎加人参湯, 麻黄湯などで, AST (GOT), ALT (GPT) などの上昇が起こることがある.

d. 湿疹, 皮膚炎の悪化

葛根湯, 葛根湯加川芎辛夷, 加味帰脾湯, 桂枝湯, 十全大補湯, 人参養栄湯, 半夏白朮天麻湯, 補中益気湯などで, 湿疹, 皮膚炎が悪化することがある.

e. 膀胱炎様症状

柴胡桂枝湯, 柴朴湯, 柴苓湯, 小柴胡湯の服用により, 血尿, 残尿感, 頻尿, 排尿痛などの膀胱炎様症状が現れることがある.

4. 配合生薬に関する注意事項 ●●●●

前項で述べた過敏症や消化器障害のように, 配合されている生薬によって特定の副作用が出やすい場合がある. 以下の生薬は, 使用に際してとくに注意を要する.

a. 附子

心悸亢進, のぼせ, 舌のしびれ, 悪心などが現れることがある. 舌のしびれは中毒症状の兆候であり, とくに注意を要する. 附子は虚証に用いる生薬であり, 附子を含む処方を体力が充実し, のぼせが強く, 赤ら顔の患者に用いると副作用が現れやすいので慎重に投与する必要がある. また, 妊婦への投与も慎重を要する.

b. 麻黄

食欲不振, 胃部不快感, 悪心・嘔吐などの消化器症状のほか, 不眠, 発汗過多, 頻脈, 動悸, 全身脱力感, 精神興奮作用, 排尿障害が現れることがある. 麻黄を含む処方は, 発汗傾向の著しい患者, 狭心症, 心筋梗塞などの循環器系の障害のある患者, またはその既往歴のある患者, 重症高血圧症の患者, 高度の腎障害のある患者, 排尿障害のある患者, 甲状腺機能亢進症の患者には慎重に投与する必要がある.

c. 甘草

1日の投与量に注意し, 偽アルドステロン症などの発症に十分注意する必要がある.

d. 大黄

大黄を含む処方は, 体力が著しく衰えていたり胃腸が虚弱な場合, あるいは下痢や軟便症状が続いている患者には慎重に投与する必要がある. 大黄の瀉下作用には腸内細菌が関与しており, 瀉下作用の強さには個人差があるため, 適宜用量を加減する. また, 大黄は早流産を誘発する可能性があり, その成分が母乳中に移行することが知られているので, 妊婦や妊娠している可能性のある婦人, 授乳中の婦人には慎重に投与する必要がある.

e. 山梔子

腸間膜静脈硬化症の項で述べたように, 山梔子含有製剤の長期投与 (多くは5年以上)

により，大腸の色調異常，浮腫，びらん，潰瘍，狭窄を伴う腸間膜静脈硬化症が現れることがあるので，注意が必要である．

f. 酸棗仁，地黄，石膏，川芎，大黄，当帰，芒硝，麻黄

これらを含む処方を胃腸が虚弱あるいは著しく虚弱な患者に使用すると，消化器症状が現れやすいので注意が必要である．

g. 紅花，牛膝，大黄，桃仁，芒硝，牡丹皮，薏苡仁

流早産などの危険があるとされ，妊婦禁忌薬あるいは妊婦慎用薬として記載している古典もある．これらの生薬を含む処方の妊婦または妊娠している可能性のある婦人への投与には注意が必要である．

5. 併用に注意を要する漢方薬と西洋薬

漢方薬と西洋薬の併用で注意すべきものを，表5-4にまとめた．最も注意しなければならないのは小柴胡湯とインターフェロン製剤との組み合わせで，これは併用禁忌である．

甘草配合処方では，甘草ならびにグリチルリチン酸含有製剤との併用により，グリチルリチン酸の過剰投与による偽アルドステロン症などの発症の危険性が高くなる．低カリウム血症の場合，カリウム排泄促進作用のあるループ利尿薬やチアジド系利尿薬の併用は注意が必要であり，抗アルドステロン薬であるカリウム保持性利尿薬（スピロノラクトンなど）が併用薬として用いられることがある．

麻黄含有処方では，麻黄あるいはエフェドリン含有製剤との併用で，エフェドリンの投与量が増加し，不眠，発汗過多，頻脈，動悸，全身脱力感，精神興奮などが現れやすくな

表5-4　漢方薬と西洋薬の注意すべき併用

漢方処方	区分	併用薬	臨床症状・機序等
小柴胡湯	禁忌	インターフェロン製剤（インターフェロン-α，インターフェロン-β）	間質性肺炎が現れることがある．機序は不明
甘草含有処方（1日量2.5g以上）	併用注意	甘草含有製剤 グリチルリチン酸およびその塩を含有する製剤 ループ系利尿薬（フロセミド，ブメタニドなど） チアジド系利尿薬（トリクロルメチアジドなど）	グリチルリチン酸および利尿薬は尿細管でのカリウム排泄促進作用があるため，血清カリウム値の低下が促進され，偽アルドステロン症が現れやすくなる．また，低カリウム血症の結果としてミオパチーが現れることがある
甘草含有処方（1日量2.5g未満）	併用注意	甘草含有製剤 グリチルリチン酸およびその塩を含有する製剤	
麻黄含有処方	併用注意	麻黄含有製剤 エフェドリン類含有製剤 モノアミン酸化酵素（MAO）阻害薬 甲状腺製剤（レボチロキシン，リオチロニン） カテコールアミン製剤（アドレナリン，イソプレナリンなど） キサンチン系製剤（テオフィリン，ジプロフィリンなど）	交感神経刺激作用が増強され，不眠，発汗過多，頻脈，動悸，全身脱力感，精神興奮などが現れやすくなるので，減量するなど慎重に投与する

るので，減量するなど慎重に投与する．また，モノアミン酸化酵素（MAO）阻害薬やカテコールアミン製剤（アドレナリン，イソプレナリンなど）との併用によるカテコールアミン類の増加や甲状腺製剤（レボチロキシン，リオチロニン）との併用によるカテコールアミン受容体の感受性の増大によっても，交感神経刺激作用が増強され，同様な副作用が現れやすくなる．キサンチン系製剤（テオフィリン，ジプロフィリンなど）は，cAMP ホスホジエステラーゼを阻害し，麻黄配合剤との併用で，頻脈や不整脈を誘発するおそれがあるので注意を要する．

6. 漢方薬の新しい使われ方

　現在，医療用漢方エキス製剤として147種，軟膏製剤として1種が薬価基準に収載されており，保険診療の中で医師が漢方薬を処方している．医師による漢方薬の利用は，2000年以降年々拡大し，現在では約9割の医師に漢方薬の処方経験があり，内用薬を含む処方箋のうちの約8％に漢方製剤が含まれるといわれている．したがって，病院薬剤師や保険薬局に勤める薬剤師にとっては，医師が処方する漢方薬に関する知識も必須となってきている．医療用漢方エキス製剤に含まれる生薬の配合量および適応疾患名は，一般用漢方処方のそれらとはやや異なり，薬局では扱えない重篤な疾患にも適応が認められている．

　ところで，最近では根拠に基づいた医療 evidence based medicine（EBM）を実践するため，臨床医学系の学会や専門家のグループがさまざまな疾患に対する診療ガイドラインを作成して，標準的な治療方法を提示することが多くなってきている．そのような背景と現代医療の中における漢方薬の利用の普及に伴い，各種疾患に対する診療ガイドラインの中にも漢方薬が記載されるようになってきた．診療ガイドラインは EBM を基にしているため，基本的にはランダム化二重盲検などによって厳密なエビデンスが認められているものが収載されている．しかし，漢方薬の場合はそこまでエビデンスレベルが高いものは多くないため，厳密なエビデンスではなくてもある程度の信頼性のある臨床データに基づいているものが多い．また，診療ガイドラインに収載されなくても，臨床試験により一定のレベルで漢方製剤の有用性が認められたという理由で，新たな漢方薬の利用方法も普及してきている．

　保険診療において医療用漢方エキス製剤を利用するときは，個々の製剤に認可され添付文書に記載されている「適応」にある疾患を持つ患者に対して使用することが求められる．漢方薬は，本来漢方医学の概念に基づいた診断によって処方されるものであるが，その概念が十分に適応疾患名に反映されていないものもあるため，適応疾患名を漢方医学的に解釈して，保険医が医療用漢方エキス製剤を使用することも多い．

　診療ガイドラインに記載されている漢方薬の利用方法の中には，医療用漢方エキス製剤が承認された1970〜1980年代には知られていなかった新しい疾患や，漢方医学的な診断をもとに漢方薬を利用した例もあるため，適応疾患名にはない疾患に対してもその利用が推奨されていることがある．この場合，医師は診療ガイドラインに従って標準的な処方をしているにもかかわらず，処方監査を行う薬剤師にとっては疑義照会の対象となり，医師の処方意図を確認する必要があるため，医師と薬剤師との間でトラブルが起こることもある．したがって，医療用漢方エキス製剤を取り扱う薬剤師は，添付文書にある適応疾患だけでなく，各診療ガイドラインに記載されている漢方薬の使用法や，臨床試験結果に関する知識を持つ必要がある．たとえば，アトピー性皮膚炎に対する補中益気湯，反復性中耳

炎に対する十全大補湯の利用は，それぞれ『アトピー性皮膚炎診療ガイドライン 2018』，『小児急性中耳炎診療ガイドライン 2018 年版』で推奨されている利用法であるが，それぞれの医療用エキス製剤の適応疾患名にその記載はない．

本章では医師による新しい漢方薬の利用のうち，広く普及しているものを紹介する．また，各種診療ガイドラインに記載された漢方薬の利用方法についてもまとめた．

1）認知症の随伴症状に対する抑肝散の利用

高齢化社会を迎え，日本では認知症患者への対応が医療上の大きな問題となっている．日本神経学会が公開している『認知症疾患治療ガイドライン 2017』では，レビー小体型認知症 dementia with Lewy bodies（DLB）の随伴症状として生じる行動・心理症状 behavioral and psychological symptoms of dementia（BPSD）や睡眠障害に対して抑肝散の使用が推奨されている．また，焦燥性興奮，幻覚，妄想に対しても使用を考慮してよいとの記載がある．

認知症患者への抑肝散の使用は比較的長期間にわたること，および高齢者では代謝，排泄機能が低下していることから，甘草による副作用の偽アルドステロン症の発症に十分に注意しなければならない．

医療用抑肝散エキス製剤の適応には認知症に関する記載がなく，「神経症」という適応疾患名で処方されている．一般用漢方処方にも「神経症」の効能が記載されている．

2）開腹手術後に発症するイレウスに対する大建中湯の利用

イレウスとは腸蠕動不全による腸管の運搬機能障害のことであり，開腹手術を行うと高頻度で発症する．このため手術により病巣が除かれても，イレウスの発症により術後の入院期間が長期に及ぶことも少なくない．このイレウスの発症を大建中湯の投与によって予防できることが広く知られるようになり，各種臨床試験の結果でも良好な成績が得られてきている．多くの外科医が医療用大建中湯エキス製剤を利用するようになった結果，患者のQOLの向上だけでなく，食事摂取開始時期および術後在院日数の大幅な短縮による医療費の削減などの成績が得られてきている．

大建中湯には膠飴が多く配合されているため，医療用大建中湯エキス製剤の1回分の投与量は多く，ただでさえ開腹手術後で経口摂取が困難な患者にとっては使いにくい剤形となっている．そのため，挿管チューブによる経鼻投与や注腸投与など，患者が服用する際にはさまざまな工夫がなされることがある．

医療用大建中湯エキス製剤の適応にはイレウスという疾患名は記載されていないが，「腹が冷えて痛み」，「腹痛の甚だしい」が適応になる．一般用漢方処方では「下腹部痛」の効能が記載されている．

3）女性特有の疾患に対する当帰芍薬散, 桂枝茯苓丸, 加味逍遙散, 桃核承気湯の利用

　　診療科別の漢方使用率で最も高いのは産婦人科であり，更年期障害や月経困難症など女性特有の疾患に対しては，漢方薬が第一選択薬となることが多い．日本産婦人科学会が公開している『産婦人科診療ガイドライン—婦人科外来編 2017』でも，更年期障害，機能性月経困難症，月経前症候群，月経前不快気分障害などに対して，当帰芍薬散，桂枝茯苓丸，加味逍遙散，桃核承気湯の使用が推奨されている．とくに当帰芍薬散，桂枝茯苓丸，加味逍遙散は婦人科三大処方と称され，使用頻度が高い．

4）機能性ディスペプシアに対する六君子湯の利用

　　機能性ディスペプシア functional dyspepsia（FD）は，2013 年に保険病名に加えられた新しい疾患名で，「心窩部痛や胃もたれなどの心窩部を中心とする腹部症状」と定義され，つらいと感じる食後の胃もたれ感や早期飽満感，嘔吐・嘔気，胸やけなどを伴う上部消化管の症状のことを指す．このような症状に対して，六君子湯に緩和作用があることが臨床試験により明らかになり，日本心身医学会や日本消化器病学会が発行するガイドラインにおいて，機能性ディスペプシアに対する六君子湯の使用が推奨されている．また，同様の上部消化管の症状として，胃内容物の逆流によって下部食道粘膜に粘膜障害（びらん）が生じ，嚥下障害や胸やけなどの症状を生じる胃食道逆流症 gastroesophageal reflux disease（GERD）に対しても，六君子湯の有用性を示す臨床試験結果が得られてきている．

　　医療用六君子湯エキス製剤の適応および一般用漢方処方の効能には，「みぞおちのつかえ，食欲不振」という記載があり，この新しい疾患名に対しても利用可能である．

5）抗がん剤による副作用に対する漢方薬の利用

　　抗がん剤にはさまざまな副作用があり，その副作用のために治療の継続が困難となることもあるため，化学療法を行う際には副作用のコントロールが重要となる．近年では，がん化学療法に伴う副作用の予防・改善のために漢方薬を使用することも多く，医師による漢方薬の新たな利用法として普及してきている．

a.　十全大補湯とフルオロウラシル

　　十全大補湯では，医療用エキス製剤の適応および一般用漢方処方の効能に「病後の体力低下，食欲不振」の記載があり，がん化学療法の副作用として発症するそのような症状の緩和作用が期待されている．日本東洋医学会 EBM 委員会がまとめた報告集でも，胃がん患者に対するフルオロウラシルと十全大補湯の併用により，副作用として発症した食欲不振，全身倦怠感に対する高い改善効果や，白血球減少の改善，生存期間の延長などが認められている．

b.　六君子湯とシスプラチン

　　切除不能または再発性の胃がん患者に対して，S-1＋CDDP 療法（テガフール・ギメラシル・オテラシルカリウム配合剤＋シスプラチン）による化学療法を行った際に，シスプ

ラチンによって生じる副作用である食欲不振が，六君子湯の併用により有意に緩和したという臨床報告がある．その作用機序として，正常ヒトによる臨床試験とラットを用いた基礎薬理試験により，胃内分泌細胞で産生されるペプチドホルモンであり，成長ホルモン分泌促進作用，摂食亢進作用，消化管運動亢進作用を持つグレリンの産生促進作用が考えられている．

六君子湯では，医療用エキス製剤の適応および一般用漢方処方の効能に，「食欲不振」の記載がある．

c. 半夏瀉心湯とイリノテカン，各種抗がん剤

抗がん剤であるイリノテカンの副作用として，投与開始 24 時間以内に発現する早期性下痢と，投与数日後に発現する遅発性下痢がある．この遅発性下痢を予防するために，半夏瀉心湯を併用するレジメンが用いられている．半夏瀉心湯には，ランダム化二重盲検法によりグレード 3 以上の下痢を有意に改善することが認められている．

また，さまざまながん化学療法を受けた多くの患者が口内炎を副作用として発症するが，その予防や治療のためにも半夏瀉心湯は利用されている．患者数は多くないが，FOLFOX 療法（フルオロウラシル・フォリン酸・オキサリプラチン）または FOLFIRI 療法（フルオロウラシル・フォリン酸・イリノテカン）によって発症した口内炎に対して，医療用半夏瀉心湯エキス製剤を用いた含嗽および局所塗布療法が有効であったという臨床報告がある．

半夏瀉心湯では，医療用エキス製剤の適応および一般用漢方処方の効能に，「下痢」，「口内炎」の記載がある．

d. 牛車腎気丸とパクリタキセル，オキサリプラチン

抗がん剤であるパクリタキセルやオキサリプラチンを使用すると，高い頻度で四肢の感覚障害性の末梢神経障害（しびれ）や，神経障害性疼痛（痛覚過敏）が発現する．それらの副作用はしばしば重篤であることがあり，がん化学療法の継続を断念するほどのこともある．それらの副作用に対して牛車腎気丸の有用性が期待され，いくつかの臨床試験による改善例が報告されている．しかし，オキサリプラチンによる末梢神経障害に対しては，効果を否定する臨床試験も報告されており，投与は推奨されていない．

牛車腎気丸では，医療用エキス製剤の適応および一般用漢方処方の効能に「下肢痛」，「しびれ」の記載がある．

各種診療ガイドラインに記載された漢方薬の使われ方

2019 年 8 月時点で公開されている各種診療ガイドラインに，漢方薬が記載されているものをまとめた．また，一般用漢方処方の手引きの効能ならびに医療用漢方製剤に認められている適応疾患名との関連や適応の有無についても言及した．医療用漢方製剤ではメーカーごとに適応疾患名が異なることがあるので，その場合はメーカーを区別して記載した．

安中散

疾患名	エビデンスレベル	ガイドライン名
胸部不快感を伴う上腹部痛	有効性が報告されている	くり返す子どもの痛みの理解と対応ガイドライン 2015（日本小児心身医学会）

　医療用エキス製剤の適応および一般用漢方処方の効能に「胃痛」がある.

越婢加朮湯

疾患名	エビデンスレベル	ガイドライン名
汎発性皮膚瘙痒症	行うことを考慮してもよいが, 十分な根拠がない	慢性痒疹診療ガイドライン 2012（日本皮膚科学会）

　一般用漢方処方の効能に「湿疹・皮膚炎」があるが, 医療用エキス製剤の適応に「瘙痒」に対応できそうな疾患名はない.

温経湯

疾患名	エビデンスレベル	ガイドライン名
更年期障害	使用が考慮される	産婦人科診療ガイドライン―婦人科外来編 2017（日本産科婦人科学会）

　医療用エキス製剤の適応および一般用漢方処方の効能に「更年期神経症, 更年期障害」がある.

温清飲

疾患名	エビデンスレベル	ガイドライン名
炎症性痒疹	行うことを考慮してもよいが, 十分な根拠がない	慢性痒疹診療ガイドライン 2012（日本皮膚科学会）
皮膚瘙痒症	行うことを考慮してもよいが, 十分な根拠がない	汎発性皮膚瘙痒症診療ガイドライン 2012（日本皮膚科学会）
更年期障害, 血の道症	使用が考慮される	産婦人科診療ガイドライン―婦人科外来編 2017（日本産科婦人科学会）

　医療用エキス製剤の適応に「皮膚の色つやが悪く」がある. 一般用漢方処方では,「湿疹・皮膚炎」の効能がある. 記載されている. また, 医療用, 一般用漢方処方の適応, 効能に「月経不順, 月経困難, 血の道症, 更年期障害」がある.

黄連解毒湯

疾患名	エビデンスレベル	ガイドライン名
亜急性単純性痒疹	行うことを考慮してもよいが, 十分な根拠がない	慢性痒疹診療ガイドライン 2012（日本皮膚科学会）
老人性皮膚瘙痒症	行うことを考慮してもよいが, 十分な根拠がない	汎発性皮膚瘙痒症診療ガイドライン 2012（日本皮膚科学会）

　ツムラおよび三和から市販されている医療用エキス製剤の適応に「皮膚そう痒症」があるが, その他のメーカーの製剤には適応がない. 一般用漢方処方では,「皮膚のかゆみ」の効能が記載されている.

葛根湯

疾患名	エビデンスレベル	ガイドライン名
慢性緊張型頭痛	コホート研究 使用が勧められる	慢性頭痛の診療ガイドライン 2013 （日本頭痛学会）

　医療用エキス製剤の適応および一般用漢方処方の効能に「頭痛」の適応がある.

加味帰脾湯

疾患名	エビデンスレベル	ガイドライン名
軽度うつ病	有効であったという報告がある	日本うつ病学会治療ガイドライン 2016（日本うつ病学会）

　医療用エキス製剤の適応および一般用漢方処方の効能に「精神不安，神経症」がある.

加味逍遙散

疾患名	エビデンスレベル	ガイドライン名
更年期障害	使用が推奨される	心身症診断・治療ガイドライン 2006（日本心身医学会）
更年期障害，機能性月経困難症，月経前症候群，月経前不快気分障害，血の道症	使用が推奨される	産婦人科診療ガイドライン―婦人科外来編 2017（日本産科婦人科学会）
軽度うつ病	有効であったという報告がある	日本うつ病学会治療ガイドライン 2016（日本うつ病学会）

　医療用エキス製剤の適応および一般用漢方処方の効能に「更年期障害，月経困難，精神不安」の適応がある.

荊芥連翹湯

疾患名	エビデンスレベル	ガイドライン名
ざ瘡（面皰）	非ランダム化比較試験 選択肢の 1 つとして推奨する	尋常性ざ瘡治療ガイドライン 2017（日本皮膚科学会）

　医療用エキス製剤の適応および一般用漢方処方の効能に「にきび」の適応がある.

桂枝加芍薬湯

疾患名	エビデンスレベル	ガイドライン名
小児の便秘症	専門家の意見 使用してもよい	小児慢性機能性便秘症診療ガイドライン 2013（日本小児栄養消化器肝臓学会）
過敏性腸症候群	使用してもよい．弱い推奨．	機能性消化管疾患診療ガイドライン 2014（日本消化器病学会）
胸部不快感を伴う上腹部痛	有効性が報告されている	くり返す子どもの痛みの理解と対応ガイドライン 2015（日本小児心身医学会）
慢性便秘症	使用することを提案する	慢性便秘症診療ガイドライン 2017（日本消化器病学会関連研究会）

　「小児の便秘症，慢性便秘症」に対しては，コタローから市販されている医療用エキス製剤の適応および一般用漢方処方の効能に「便秘」があるが，その他のメーカーの製剤に適応はない．「過敏性腸症候群，上腹部痛」に対しては，すべてのメーカーから市販されている医療用エキス製剤の適応および一般用漢方処方の効能に「腹痛」の適応があり，この疾患名で対応が可能と考えられる．

桂枝加芍薬大黄湯

疾患名	エビデンスレベル	ガイドライン名
小児の便秘症	専門家の意見 使用してもよい	小児慢性機能性便秘症診療ガイドライン 2013（日本小児栄養消化器肝臓学会）

　医療用エキス製剤の適応および一般用漢方処方の効能に「便秘」の適応がある．

桂枝人参湯

疾患名	エビデンスレベル	ガイドライン名
慢性頭痛	信頼区間の狭い1個のランダム化比較試験 使用を勧められる	慢性頭痛の診療ガイドライン 2013（日本頭痛学会）

　医療用エキス製剤の適応および一般用漢方処方の効能に「頭痛」の適応がある．

桂枝加朮附湯

疾患名	エビデンスレベル	ガイドライン名
神経障害性疼痛	弱く推奨する	神経障害性疼痛薬物療法ガイドライン 2016（日本ペインクリニック学会）

　医療用エキス製剤の適応および一般用漢方処方の効能に「神経痛」がある．

桂枝茯苓丸

疾患名	エビデンスレベル	ガイドライン名
更年期障害	使用を推奨する	心身症診断・治療ガイドライン 2006（日本心身医学会）
更年期障害, 機能性月経困難症, 月経前症候群, 月経前不快気分障害	使用することが考慮される	産婦人科診療ガイドライン―婦人科外来編 2017（日本産科婦人科学会）

　医療用エキス製剤の適応および一般用漢方処方の効能に「更年期障害, 月経異常または月経困難」の適応がある.

桂枝茯苓丸加薏苡仁

疾患名	エビデンスレベル	ガイドライン名
血の道症	使用が考慮される	産婦人科診療ガイドライン―婦人科外来編 2017（日本産科婦人科学会）

　医療用エキス製剤の適応および一般用漢方処方の効能に「血の道症」がある.

五積散

疾患名	エビデンスレベル	ガイドライン名
更年期障害	使用が考慮される	産婦人科診療ガイドライン―婦人科外来編 2017（日本産科婦人科学会）

　医療用エキス製剤の適応および一般用漢方処方の効能に「婦人科系機能障害, 更年期障害」がある.

牛車腎気丸

疾患名	エビデンスレベル	ガイドライン名
過活動膀胱	小規模な RCT で結果が明らかな研究 使用を提案する	女性下部尿路症状診療ガイドライン 2013（日本排尿機能学会）, 過活動膀胱診療ガイドライン 2015（日本排尿機能学会）, 男性下部尿路症状・前立腺肥大症診療ガイドライン 2017（日本泌尿器科学会）
老人性皮膚瘙痒症	1つ以上のランダム化比較試験 抗ヒスタミン剤と同等の効果があった	汎発性皮膚瘙痒症診療ガイドライン 2012（日本皮膚科学会）
神経障害性疼痛	弱く推奨する	神経障害性疼痛薬物療法ガイドライン 2016（日本ペインクリニック学会）

　医療用エキス製剤の適応および一般用漢方処方の効能に「老人（高齢者）のかすみ目, かゆみ, 排尿困難, 頻尿, しびれ」の適応がある.

呉茱萸湯

疾患名	エビデンスレベル	ガイドライン名
慢性頭痛，片頭痛，緊張型頭痛	コホート研究，ランダム化比較試験 使用が勧められる	慢性頭痛の診療ガイドライン 2013（日本頭痛学会）

　医療用エキス製剤の適応および一般用漢方処方の効能に「頭痛または片頭痛」の適応がある．

五苓散

疾患名	エビデンスレベル	ガイドライン名
慢性頭痛	行うよう勧められる	慢性頭痛の診療ガイドライン 2013（日本頭痛学会）
口内乾燥	根拠はないが，行うよう勧められる	過活動膀胱診療ガイドライン 2015（日本排尿機能学会）

　医療用エキス製剤の適応および一般用漢方処方の効能に「頭痛，口渇」の適応がある．

柴胡桂枝乾姜湯

疾患名	エビデンスレベル	ガイドライン名
口内乾燥	根拠はないが，行うよう勧められる	過活動膀胱診療ガイドライン 2015（日本排尿機能学会）
更年期障害，血の道症	使用が考慮される	産婦人科診療ガイドライン―婦人科外来編 2017（日本産科婦人科学会）

　一般用漢方処方の効能に「口の乾きがあるもの」があるが，医療用にはそれに類する適応がない．

柴胡加竜骨牡蛎湯

疾患名	エビデンスレベル	ガイドライン名
男性不妊（乏精子症）	使用が考慮される	産婦人科診療ガイドライン―婦人科外来編 2017（日本産科婦人科学会）

　コタロー，ツムラから市販されている医療用エキス製剤には「陰萎」の適応があるが，その他のメーカーの製剤の適応および一般用漢方処方の効能にはこの疾患名はない．

柴朴湯

疾患名	エビデンスレベル	ガイドライン名
気管支喘息	非ランダム化比較試験 使用を強く推奨する	EBM に基づいた喘息治療ガイドライン 2004（厚生労働科学特別研究事業研究班）
口内乾燥	根拠はないが，行うよう勧められる	過活動膀胱診療ガイドライン 2015（日本排尿機能学会）

　医療用エキス製剤の適応および一般用漢方処方の効能に「喘息」の適応があるが，口内乾燥に相当する疾患名はない．

柴苓湯

疾患名	エビデンスレベル	ガイドライン名
小児 IgA 腎症	ランダム化比較試験で，有用性が認められた 弱く推奨する	エビデンスに基づく IgA 腎症診療ガイドライン 2017（厚生労働科学研究費補助金難治性疾患等政策研究事業難治性腎疾患に関する調査研究班）
特発性後天性全身性無汗症	記述研究 使用することを考慮してもよいが，十分な根拠がない	特発性後天性全身性無汗症診療ガイドライン 2015（「特発性後天性全身性無汗症診療ガイドライン」作成委員会）
難治性全身性痒疹	行うことを考慮してもよいが，十分な根拠がない	慢性痒疹診療ガイドライン 2012（日本皮膚科学会）
急性高山病	弱く推奨する	高山病と関連疾患の診療ガイドライン 2017（日本登山医学会）

　「小児 IgA 腎症」に対しては医療用エキス製剤の適応および一般用漢方処方の効能の「むくみ」で，「特発性後天性全身性無汗症」に対しては医療用エキス製剤の適応および一般用漢方処方の効能の「のどの渇き」で，「高山病」に対しては医療用エキス製剤の適応および一般用漢方処方の効能の「吐き気，食欲不振」で対応が可能と考えられる．「痒疹」に対応できそうな疾患名はない．

三黄瀉心湯

疾患名	エビデンスレベル	ガイドライン名
更年期障害	使用が考慮される	産婦人科診療ガイドライン―婦人科外来編 2017（日本産科婦人科学会）

　コタロー以外の医療用エキス製剤の適応および一般用漢方処方の効能に「更年期障害」がある．コタローの製剤には更年期障害に相当する疾患名はない．

滋陰降火湯

疾患名	エビデンスレベル	ガイドライン名
口内乾燥	根拠はないが，行うよう勧められる	過活動膀胱診療ガイドライン 2015（日本排尿機能学会）

　医療用エキス製剤の適応および一般用漢方処方の効能に「のどのうるおいがなく」がある．

四逆散

疾患名	エビデンスレベル	ガイドライン名
線維筋痛症	使用を提案する	線維筋痛症診療ガイドライン 2017（日本線維筋痛症学会）

　医療用エキス製剤の適応および一般用漢方処方の効能に線維筋痛症に相当する疾患名はない．

四物湯

疾患名	エビデンスレベル	ガイドライン名
亜急性単純性痒疹	行うことを考慮してもよいが，十分な根拠がない	慢性痒疹診療ガイドライン 2012（日本皮膚科学会）
血の道症	使用が勧められる	産婦人科診療ガイドライン―婦人科外来編 2017（日本産科婦人科学会）

　一般用漢方処方の効能に「皮膚の乾燥」「月経不順，血の道症」がある．医療用エキス製剤の適応には，コタローから市販されている製剤以外には「皮膚の枯燥」「血の道症」の適応があるが，コタローの製剤では「更年期障害，月経不順，産前産後の諸種の障害」の適応で「血の道症」に対応できるものの，「痒疹」に対応できる疾患名はない．

芍薬甘草湯

疾患名	エビデンスレベル	ガイドライン名
月経痛	使用することが考慮される	産婦人科診療ガイドライン―婦人科外来編 2017（日本産科婦人科学会）
筋萎縮性側索硬化症	科学的根拠はないが，使用を勧められる	筋萎縮性側索硬化症診療ガイドライン 2013（日本神経学会）
線維筋痛症	使用を提案する	線維筋痛症診療ガイドライン 2017（日本線維筋痛症学会）

　医療用エキス製剤の適応および一般用漢方処方の効能にある「筋肉のけいれん」で対応が可能と考えられる．

十全大補湯

疾患名	エビデンスレベル	ガイドライン名
反復性中耳炎	よくデザインされた比較研究　十分なエビデンスがあり，推奨され，利益は害より大きい	小児急性中耳炎診療ガイドライン 2018 年版（日本耳科学会）
口内乾燥	根拠はないが，行うよう勧められる	過活動膀胱診療ガイドライン 2015（日本排尿機能学会）

　医療用エキス製剤の適応および一般用漢方処方の効能に反復性中耳炎や口内乾燥に対応できる疾患名はない．

小柴胡湯

疾患名	エビデンスレベル	ガイドライン名
口内乾燥	根拠はないが，行うよう勧められる	過活動膀胱診療ガイドライン 2015（日本排尿機能学会）

　医療用エキス製剤の適応および一般用漢方処方の効能に「口中不快，口の苦み」がある．

十味敗毒湯

疾患名	エビデンスレベル	ガイドライン名
ざ瘡（炎症性皮疹）	非ランダム化比較試験　選択肢の 1 つとして使用を推奨する	尋常性ざ瘡治療ガイドライン 2017（日本皮膚科学会）

　医療用エキス製剤の適応および一般用漢方処方の効能にある「化膿性皮膚疾患」で対応が可能と考えられる．

潤腸湯

疾患名	エビデンスレベル	ガイドライン名
小児の便秘症	専門家の意見 使用してもよい	小児慢性機能性便秘症診療ガイドライン 2013（日本小児栄養消化器肝臓学会）
慢性便秘症	使用することを提案する	慢性便秘症診療ガイドライン 2017（日本消化器病学会関連研究会）

　医療用エキス製剤の適応および一般用漢方処方の効能に「便秘」の適応がある.

小建中湯

疾患名	エビデンスレベル	ガイドライン名
小児の便秘症	専門家の意見 使用してもよい	小児慢性機能性便秘症診療ガイドライン 2013（日本小児栄養消化器肝臓学会）
胸部不快感を伴う上腹部痛	有効性が報告されている	くり返す子どもの痛みの理解と対応ガイドライン 2015（日本小児心身医学会）

　「小児の便秘症」に対してはすべてのメーカーの医療用エキス製剤の適応および一般用漢方処方の効能に疾患名がない.「上腹部痛」に対しては医療用エキス製剤の適応および一般用漢方処方の効能にある「腹痛」がある.

小青竜湯

疾患名	エビデンスレベル	ガイドライン名
通年性アレルギー性鼻炎	ランダム化比較試験 使用を強く推奨	鼻アレルギー診療ガイドライン―通年性鼻炎と花粉症 2016 年版（鼻アレルギー診療ガイドライン作成委員会）
湿性咳嗽	1 つ以上のランダム化比較試験による 使用を勧められる	咳嗽に関するガイドライン第 2 版 2012（日本呼吸器学会）

　医療用エキス製剤の適応および一般用漢方処方の効能に「アレルギー性鼻炎，せき（咳嗽）」の適応がある.

消風散

疾患名	エビデンスレベル	ガイドライン名
アトピー性皮膚炎	1 つ以上のランダム化比較試験による. 弱く推奨する.	アトピー性皮膚炎診療ガイドライン 2018（日本皮膚科学会）

　医療用エキス製剤の適応に「湿疹」の適応が，一般用漢方処方の効能に「湿疹・皮膚炎」がある.

清上防風湯

疾患名	エビデンスレベル	ガイドライン名
ざ瘡（炎症性皮疹）	非ランダム化比較試験 選択肢の1つとして推奨する	尋常性ざ瘡治療ガイドライン2017 （日本皮膚科学会）

　医療用エキス製剤の適応および一般用漢方処方の効能に「にきび」の適応がある.

川芎茶調散

疾患名	エビデンスレベル	ガイドライン名
血の道症	使用が考慮される	産婦人科診療ガイドライン—婦人科 外来編2017（日本産科婦人科学会）

　医療用エキス製剤の適応および一般用漢方処方の効能に「血の道症」がある.

大黄甘草湯

疾患名	エビデンスレベル	ガイドライン名
小児の便秘症	専門家の意見 使用してもよい	小児慢性機能性便秘症診療ガイド ライン2013（日本小児栄養消化器 肝臓学会）
慢性便秘症	使用することを提案する	慢性便秘症診療ガイドライン2017 （日本消化器病学会関連研究会）

　医療用エキス製剤の適応および一般用漢方処方の効能に「便秘」の適応がある.

大建中湯

疾患名	エビデンスレベル	ガイドライン名
腸の蠕動運動低下	効果の推定値がほとんど確信できない．提案する.	全身性強皮症診療ガイドライン 2016（日本皮膚科学会）
小児の便秘症	個々のコホート研究 使用が勧められる	小児慢性機能性便秘症診療ガイド ライン2013（日本小児栄養消化器 肝臓学会）
慢性便秘症	使用することを提案する	慢性便秘症診療ガイドライン2017 （日本消化器病学会関連研究会）
胸部不快感を伴う上腹部痛	有効性が報告されている	くり返す子どもの痛みの理解と対 応ガイドライン2015（日本小児心 身医学界）

　「腸の蠕動運動低下」に対しては医療用エキス製剤の適応および一般用漢方処方の効能
に疾患名がない.「便秘症」に対してはコタローから市販されている医療用エキス製剤に
は「弛緩性便秘」の適応があるが，その他のメーカーの製剤の適応および一般用漢方処方
の効能には適応がない.「上腹部痛」については医療用エキス製剤の適応および一般用漢
方処方の効能に「腹痛」がある.

大柴胡湯

疾患名	エビデンスレベル	ガイドライン名
慢性便秘症	使用することを提案する	慢性便秘症診療ガイドライン 2017（日本消化器病学会関連研究会）

医療用エキス製剤の適応および一般用漢方処方の効能に「便秘」がある.

通導散

疾患名	エビデンスレベル	ガイドライン名
更年期障害	使用が考慮される	産婦人科診療ガイドライン―婦人科外来編 2017（日本産科婦人科学会）

医療用エキス製剤の適応および一般用漢方処方の効能に「更年期障害」がある.

調胃承気湯

疾患名	エビデンスレベル	ガイドライン名
小児の便秘症	専門家の意見使用してもよい	小児慢性機能性便秘症診療ガイドライン 2013（日本小児栄養消化器肝臓学会）
慢性便秘症	使用することを提案する	慢性便秘症診療ガイドライン 2017（日本消化器病学会関連研究会）

医療用エキス製剤の適応および一般用漢方処方の効能に「便秘」の適応がある.

釣藤散

疾患名	エビデンスレベル	ガイドライン名
慢性頭痛，慢性緊張型頭痛	信頼区間の狭い 1 個のランダム化比較試験使用が勧められる	慢性頭痛の診療ガイドライン 2013（日本頭痛学会）
血管性認知症（VaD）の精神症状，意欲・自発性低下	1 つ以上の RCT による使用を推奨する	認知症疾患治療ガイドライン 2017（日本神経学会）

医療用エキス製剤の適応および一般用漢方処方の効能に「頭痛」の適応がある.「血管性認知症（VaD）の精神症状，意欲・自発性低下」に対しては，すべてのメーカーから市販されている医療用エキス製剤の適応および一般用漢方処方の効能に疾患名がない.

桃核承気湯

疾患名	エビデンスレベル	ガイドライン名
機能性月経困難症	使用することが考慮される	産婦人科診療ガイドライン―婦人科外来編 2017（日本産科婦人科学会）
月経前症候群	使用することが勧められる	産婦人科診療ガイドライン―婦人科外来編 2017（日本産科婦人科学会）
慢性便秘症	使用することを提案する	慢性便秘症診療ガイドライン 2017（日本消化器病学会関連研究会）

医療用エキス製剤の適応および一般用漢方処方の効能に「月経困難，月経不順，便秘」の適応がある.

当帰飲子

疾患名	エビデンスレベル	ガイドライン名
老人性皮膚瘙痒症	行うことを考慮してもよいが，十分な根拠がない	汎発性皮膚瘙痒症診療ガイドライン 2012（日本皮膚科学会）

　医療用エキス製剤の適応および一般用漢方処方の効能に「かゆみ」がある．

当帰建中湯

疾患名	エビデンスレベル	ガイドライン名
更年期障害，機能性月経困難症，月経前症候群，月経前不快気分障害	使用することが考慮される	産婦人科診療ガイドライン—婦人科外来編 2017（日本産科婦人科学会）

　一般用漢方処方の効能に「月経困難症」の適応があるが，医療用エキス製剤の適応は「月経痛」である．

当帰四逆加呉茱萸生姜湯

疾患名	エビデンスレベル	ガイドライン名
冷え症	ホルモン補充療法と比較して有効性が高い	心身症診断・治療ガイドライン 2006（日本心身医学会）

　医療用エキス製剤の適応および一般用漢方処方の効能に「冷え」の適応がある．

当帰芍薬散

疾患名	エビデンスレベル	ガイドライン名
更年期障害	使用することを推奨，考慮される	心身症診断・治療ガイドライン 2006（日本心身医学会），産婦人科診療ガイドライン—婦人科外来編 2017（日本産科婦人科学会）
機能性月経困難症	使用することが考慮される	産婦人科診療ガイドライン—婦人科外来編 2017（日本産科婦人科学会）
月経前症候群	使用することが勧められる	産婦人科診療ガイドライン—婦人科外来編 2017（日本産科婦人科学会）
感冒後嗅覚障害	根拠は弱いが提案する	嗅覚障害診療ガイドライン 2017（日本鼻科学会）
口内乾燥	根拠はないが，行うよう勧められる	過活動膀胱診療ガイドライン 2015（日本排尿機能学会）

　医療用エキス製剤の適応および一般用漢方処方の効能に「月経異常または月経困難，更年期障害または更年期神経症」の適応があるが，嗅覚障害，口内乾燥に対応できる疾患名はない．

女神散

疾患名	エビデンスレベル	ガイドライン名
月経前症候群，血の道症	使用が勧められる	産婦人科診療ガイドライン—婦人科外来編 2017（日本産科婦人科学会）

　医療用エキス製剤の適応および一般用漢方処方の効能に「月経不順,血の道症」がある．

人参湯

疾患名	エビデンスレベル	ガイドライン名
過敏性腸症候群	専門家の意見 使用してもよい	くり返す子どもの痛みの理解と対応ガイドライン 2015（日本小児心身医学会）

　医療用エキス製剤の適応および一般用漢方処方の効能に「胃痛または胃腸虚弱，胃腸カタル」の適応がある．

麦門冬湯

疾患名	エビデンスレベル	ガイドライン名
咳感受性の亢進している気管支喘息	非ランダム化比較試験 使用することを強く推奨	EBM に基づいた喘息治療ガイドライン 2004（厚生労働科学特別研究事業研究班）
乾性咳嗽	1 つ以上のランダム化比較試験による 使用するよう勧められる	咳嗽に関するガイドライン第 2 版 2012（日本呼吸器学会）
感染後咳嗽	専門家個人の意見 使用する方がよい	咳嗽に関するガイドライン第 2 版 2012（日本呼吸器学会）
口内乾燥，シェーグレン症候群の口内乾燥症	根拠はないが，行うよう勧められる	過活動膀胱診療ガイドライン 2015（日本排尿機能学会），シェーグレン症候群診療ガイドライン 2017 年版（厚生労働科学研究費補助金難治性疾患等政策研究事業自己免疫疾患に関する調査研究班）

　医療用エキス製剤の適応および一般用漢方処方の効能に「咳または気管支喘息」の適応がある．一般用漢方処方の効能に「咽喉の乾燥感」があり，医療用でもコタローの製剤では「咽喉が乾き」がある．その他のメーカーの医療用漢方製剤でも，「痰の切れにくい咳」で口内乾燥への対応が可能と考えられる．

八味地黄丸

疾患名	エビデンスレベル	ガイドライン名
前立腺肥大症	使用してもよい	男性下部尿路症状・前立腺肥大症診療ガイドライン 2017（日本泌尿器科学会）
男性下部尿路症状	無作為割付けによらない過去の対照を有するもの 使用してもよい	男性下部尿路症状診療ガイドライン 2008（日本排尿機能学会）
男性不妊（乏精子症）	使用することが考慮される	産婦人科診療ガイドライン―婦人科外来編 2017（日本産科婦人科学会）
皮膚瘙痒症	行うことを考慮してもよいが，十分な根拠がない	汎発性皮膚瘙痒症診療ガイドライン 2012（日本皮膚科学会）
口内乾燥	根拠はないが，行うよう勧められる	過活動膀胱診療ガイドライン 2015（日本排尿機能学会）

　「前立腺肥大症」に対しては，医療用エキス製剤の適応および一般用漢方処方の効能に「排尿困難または尿利減少」の適応で対応が可能と考えられる．「男性不妊（乏精子症）」に対しては，医療用エキス製剤の適応および一般用漢方処方の効能に疾患名がない．「皮膚瘙痒症」に対しては，医療用ではツムラと三和が販売している漢方製剤には適応がないが，その他のメーカーおよび一般用漢方処方の効能に「かゆみ」がある．「口内乾燥」に対しては，医療用エキス製剤の適応および一般用漢方処方の効能に「口渇」がある．

半夏厚朴湯

疾患名	エビデンスレベル	ガイドライン名
機能性ディスペプシア	1 つ以上のランダム化比較試験 使用することを推奨	機能性消化管疾患診療ガイドライン 2014（日本消化器病学会）
嚥下障害	改善したとの報告がある	認知症疾患診療ガイドライン 2017（日本神経学会）
胸部不快感を伴う上腹部痛	有効性が報告されている	くり返す子どもの痛みの理解と対応ガイドライン 2015（日本小児心身医学会）

　すべてのメーカーから市販されている医療用エキス製剤の適応および一般用漢方処方の効能の「咽喉・食道部に異物感，神経性胃炎」で対応が可能と考えられる．

半夏瀉心湯

疾患名	エビデンスレベル	ガイドライン名
胸部不快感を伴う上腹部痛	有効性が報告されている	くり返す子どもの痛みの理解と対応ガイドライン 2015（日本小児心身医学会）

　医療用エキス製剤の適応および一般用漢方処方の効能の「急・慢性胃腸炎または胃腸カタル」で対応が可能と考えられる．

白虎加人参湯

疾患名	エビデンスレベル	ガイドライン名
口内乾燥	根拠はないが，行うよう勧められる	過活動膀胱診療ガイドライン 2015（日本排尿機能学会）

　医療用エキス製剤の適応および一般用漢方処方の効能に「のどの渇き」がある．

防風通聖散

疾患名	エビデンスレベル	ガイドライン名
慢性便秘症	使用することを提案する	慢性便秘症診療ガイドライン 2017（日本消化器病学会関連研究会）

　医療用エキス製剤の適応および一般用漢方処方の効能に「便秘」がある．

補中益気湯

疾患名	エビデンスレベル	ガイドライン名
男性不妊（乏精子症）	使用することが考慮される	産婦人科診療ガイドライン―婦人科外来編 2017（日本産科婦人科学会）
アトピー性皮膚炎	多施設二重盲検比較試験でステロイド外用薬の減量が認められた．弱く推奨する．	アトピー性皮膚炎診療ガイドライン 2018（日本皮膚科学会）
過活動膀胱	行ってもよい	女性下部尿路症状診療ガイドライン 2013（日本排尿機能学会）
多形慢性湿疹	行うことを考慮してもよいが，十分な根拠がない	慢性痒疹診療ガイドライン 2012（日本皮膚科学会）

　医療用エキス製剤の適応および一般用漢方処方の効能に対応できる疾患名がない．

麻黄湯

疾患名	エビデンスレベル	ガイドライン名
インフルエンザ	エビデンスはないが，使用することが可能である	新型インフルエンザ診療ガイドライン 2009（日本感染症学会）

　ツムラから市販されている医療用エキス製剤の適応に「インフルエンザ」があり，その他のメーカーから市販されている医療用エキス製剤の適応および一般用漢方処方の効能の「感冒」で対応が可能と考えられる．

麻黄附子細辛湯

疾患名	エビデンスレベル	ガイドライン名
通年性鼻アレルギー	推奨する根拠がはっきりしないが，使用することが可能である	鼻アレルギー診療ガイドライン―通年性鼻炎と花粉症 2016 年版（鼻アレルギー診療ガイドライン作成委員会）

　医療用エキス製剤に適応はなく，適応外使用になる可能性がある．一般用漢方処方の効能には「アレルギー性鼻炎」がある．

麻子仁丸

疾患名	エビデンスレベル	ガイドライン名
慢性便秘症	使用することを提案する	慢性便秘症診療ガイドライン 2017（日本消化器病学会関連研究会）

　医療用エキス製剤の適応および一般用漢方処方の効能に「便秘」がある.

薏苡仁湯

疾患名	エビデンスレベル	ガイドライン名
線維筋痛症	使用することを提案する	線維筋痛症診療ガイドライン 2017（日本線維筋痛症学会）

　医療用エキス製剤の適応に「関節痛, 筋肉痛」, 一般用漢方処方の効能に「神経痛」がある.

抑肝散

疾患名	エビデンスレベル	ガイドライン名
Lewy 小体型認知症（DLB）の行動・心理症状（BPSD）, 睡眠障害	実施をすることを提案する	認知症疾患治療ガイドライン 2017（日本神経学会）
焦燥性興奮	実施をすることを提案する	認知症疾患治療ガイドライン 2017（日本神経学会）
幻覚, 妄想	実施をすることを提案する	認知症疾患治療ガイドライン 2017（日本神経学会）
血管性認知症, 血管性認知障害	よくデザインされた準実験的研究周辺症状の改善に有効	脳卒中治療ガイドライン 2015（ガイドライン委員会）
線維筋痛症の痛み以外の随伴症状	使用を提案する	線維筋痛症診療ガイドライン 2017（日本線維筋痛症学会）
月経前症候群	使用が勧められる	産婦人科診療ガイドライン―婦人科外来編 2017（日本産科婦人科学会）

　医療用エキス製剤の適応および一般用漢方処方の効能の「神経症」で対応が可能と考えられる.

六君子湯

疾患名	エビデンスレベル	ガイドライン名
機能性ディスペプシア	1 つ以上のランダム化比較試験使用することを推奨	心身症診断・治療ガイドライン 2006（日本心身医学会）, 機能性消化管疾患診療ガイドライン 2014（日本消化器病学会）
胃食道逆流症	実施をすることを提案する	胃食道逆流症（GERD）診療ガイドライン 2015（日本消化器病学会）
上部消化管蠕動運動異常	治療薬として考慮してもよい	全身性強皮症診療ガイドライン 2016（日本皮膚科学会）
胸部不快感を伴う上腹部痛	有効性が報告されている	くり返す子どもの痛みの理解と対応ガイドライン 2015（日本小児心身医学会）

　医療用エキス製剤の適応および一般用漢方処方の効能の「みぞおちのつかえ, 食欲不振, 胃痛, 胃炎」で対応が可能と考えられる.

六味丸

疾患名	エビデンスレベル	ガイドライン名
老人性皮膚瘙痒症	1つ以上のランダム化比較試験 八味地黄丸と同等の有効性がある	汎発性皮膚瘙痒症診療ガイドライン 2012（日本皮膚科学会）

医療用エキス製剤の適応および一般用漢方処方の効能に「かゆみ」の適応がある.

7 漢方薬の服薬指導

1. 一般用医薬品（OTC医薬品）としての漢方薬の服薬指導

　薬局で取り扱う漢方薬には，医療用漢方製剤，薬局製造販売医薬品（薬局製剤），一般用漢方製剤がある．近年，一般用医薬品（OTC医薬品）として，防風通聖散や防已黄耆湯などが肥満防止目的で，八味地黄丸や牛車腎気丸などが頻尿・尿もれ等泌尿器科症状の改善目的で，売り上げを伸ばしている．

　医療用漢方製剤を薬剤師が販売する際には原則として医師の処方箋が必要であるが，薬局製剤と一般用漢方製剤は，薬剤師ならばみずからの判断で販売することが可能である．医療用漢方製剤は一部の丸剤と軟膏剤を除いてすべてエキス製剤であり，「原料生薬から抽出されたエキスの全量を用いる」と規定されているが，一般用漢方製剤にはさまざまな剤形があり，エキス製剤のときには生薬の配合量の下限が1/2まで認められている．そのため製剤によっては医療用に比べて配合量の少ないものがあり，そのような製剤は効果が若干弱く，その分副作用も少ないと考えられる．なお，薬局製剤は切断生薬（刻み生薬）か粉末生薬を原料にして薬剤師が薬局内で調合して製造した煎剤，散剤または丸剤であり，生薬配合量は医療用とほぼ同じである．

　ところで，一般的に，かぜぎみ，胃腸の調子が悪い，頭痛などの軽度の身体の不調を感じた場合には，市販のかぜ薬，胃腸薬，頭痛薬などを利用した「セルフメディケーション」によって自分で手当てすることが多い．

　一般用漢方製剤もほかのOTC医薬品と同様にセルフメディケーションに盛んに用いられており，利用者の選択基準はパッケージに記された適応症状やテレビや雑誌などのコマーシャルからの情報によるところが大きい．一方，「漢方薬は天然素材で構成されているため安全である」といった誤解を持つ利用者も多く，薬剤師は誤った薬剤選択やセルフメディケーションの実態に目を向け，利用者に適宜注意を促す必要がある．また，セルフメディケーションはほとんどの場合，医学・薬学の専門知識のない一般市民がみずからに行う手当てであり，不十分な知識によるセルフメディケーションにより症状を悪化させたり，重篤な疾患を見逃して早期治療の機会を逸してしまう危険性があることに注意しなければならない．

　そこで薬剤師は，ほかのOTC医薬品の場合と同様に，利用者の訴えなどから各種の診療ガイドラインを参考に重篤疾患の兆候の有無を的確に判断し，必要に応じて病院・診療所への「受診勧奨」を行う必要がある．

　利用者の自覚症状に対しては，L（Location：部位），Q（Quality：性状），Q（Quantity：

程度), T（Timing：時間経過）, S（Setting：状況）, F（Factor：寛解・増悪因子）, A（Accompanying symptoms：随伴症状）の順に質問すれば, 自覚症状にかかわるほとんどの情報を収集できる.

1）煎剤の調製，服用および保存方法

　①調製法：煎じるための器具として, 土瓶や耐熱性ガラス瓶（またはホーロー鍋やステンレス鍋）を用意する（鉄製や銅製の容器は生薬成分との化学反応が起こる可能性があると指摘されており, 避けた方がよい）. 1日量の調剤された切断生薬に400〜600 mLの水を加え, 熱源として電気コンロや専用の煎じ器（なければガスレンジ）などを利用して, 一定の電力（または火力）で30〜40分程度煎じる. 煎液の体積が半量程度まで煮詰まるのを目安とする. 煎じ液は必ず熱いうちに布や茶こしなどでかすを除去して薬液とする.

　②服用方法：1日分の薬液を2, 3回分に分け, 1回分を食前または食間（空腹時）にぬるま湯程度に温めて飲む. 嘔吐や喀血などの症状が強い場合は冷やした状態で少しずつ服用するとよい.

　③保存方法：煎剤の原料となる刻み生薬は, 貯蔵中に昆虫などの害を受けたり, カビなどにより腐敗したり変質したりすることがあるため, 直射日光の当たらない風通しのよい乾燥した場所で, 紙袋, ガラス瓶, 木箱などに入れて保管する. 煎剤を調製した後は, 1日量の煎じ液であれば常温で保存しても問題ないが, 夏季は冷蔵庫内に保存し服用時に1回分を温めて服用する. 数日分をまとめて煎じるのは冷蔵庫内でも変質や腐敗する危険性があるので, 基本的に1日量ずつ煎じ, その日のうちに飲みきるようにする.

2）散剤の服用および保存方法

　①服用方法：1回量ずつ分包されている散剤は, そのまま, あるいはオブラートに包んで飲みやすくするなどの工夫をした後, 服用する. 分包されていない散剤を瓶ごと交付する場合は, 製剤と一緒に匙が添付されていることが多いので, 匙で1回量をどのように量り取るかなどについて服薬指導する.

　②保存方法：散剤は刻み生薬と比較して吸湿性が増しているため, 気密性の高い容器に保管することが重要である. 冷蔵庫内に保存することは, 吸湿を防ぐために長期間の保管には有用であるが, 冷蔵庫内から室温に戻すときに吸湿しやすいため, 散剤を何度も冷蔵庫から出し入れすることは好ましくない.

3）エキス剤の服用および保存方法

　①服用方法：エキス剤の場合はそのまま服用しても問題ないが, 漢方薬の中にはその味やにおいが薬効と関連するものもあり, 可能ならば1回分の製剤をコップ1杯程度の水または白湯（ぬるま湯）に懸濁し, 味と香りを感じながら服用する. その際にはジュースや牛乳などでは飲まない方がよい. なお, 患者によっては, その味やにおいが苦手な人や

エキス製剤をそのままうまく服用できない人がいるので，その場合にはオブラートに包んで服用したり，嚥下補助剤を使用してもよい．なお，そのような人向けにエキス剤をさらに錠剤やカプセル剤などの剤形に加工した製剤も市販されており，この場合はそのまま服用することができる．

　②保存方法：製薬会社が製造したヒートシールに封入されているエキス製剤についてはそのままでも長期間の保存が可能だが，薬局内で薬袋に分包されたものは吸湿しやすいため，乾燥剤を入れた気密性の高い容器か冷蔵庫内で保管する方がよい．

2. 各　　論

1）桂枝湯類

　桂皮を含む処方では，発疹，発赤，瘙痒，蕁麻疹などの過敏症の発症が報告されているので，このような症状が出た場合は，服用を中止し，医師に連絡・受診することを伝える．

a. 桂枝湯

　症例：36歳女性，身長155 cm，体重53 kg．早朝からわずかな発汗があり，全身倦怠感とともにのどに痛みを感じている．悪寒を感じ，37.3℃の発熱を示している．現在妊娠6か月で，漢方薬による薬物治療を希望している．

　服薬指導：桂枝湯には桂皮，芍薬，甘草，大棗，生姜が含まれており，妊娠に禁忌の生薬は含まれていない．原典である『金匱要略』には，妊婦には桂枝湯を用いることが記載されており，妊産婦の初期のかぜ症状に広く用いられる漢方薬である．煎剤の場合はその煎じ方を説明するとともに，煎液を温めて，エキス製剤の場合はお湯に溶かして食間に服用するよう指導する．また，服用後はお粥などの温かい食事をとり，体を温める作用のある桂枝湯の作用を助けるようにするとともに，できれば布団に入り2～3時間程度，少し発汗するように伝える．

b. 小建中湯

　症例：19歳男性，身長176 cm，体重63 kg．中学生の頃から，毎朝食後に強い腹痛と下痢がみられるようになった．腹痛は排便後に消失するが残便感があり，便意を頻繁に催し，1日4，5回の下痢症状がみられることがある．夜までには改善するが，食べ過ぎたり，冷たいものや油っこいものを取ったりすると悪化するとのこと．そのほか，疲れ易く足が冷えるので風呂が好き，ねあせをかくなどの訴えがあった．医師より小建中湯エキス製剤の処方を受け，4週間服用後，下痢症状が改善し腹痛がなくなった．便の回数は1日1，2回に減り，著効がみられた．その後すぐに大学への進学が決まったため，腹部症状は改善し，小建中湯の服用を終了した．

　服薬指導：小建中湯の「中」は体の中心部である胃腸を表し，「胃腸を建立し丈夫にする」という意味合いがあり，漢の時代の『傷寒論』および『金匱要略』に記載されている処方である．適応する体質（証）は虚弱（虚証）で冷えを感じやすい（寒証）体質で，腹痛をやわらげ，胃腸の調子を整えることを説明する．また，体力をつけ体を丈夫にする働きがあり，胃腸が弱く疲れやすい人，とくに虚弱体質の子どもの体質改善に向いている．小建中

湯は必ず温めて服用するようにし，規則正しい生活，食生活が大切であることを説明する．

2) 麻黄剤

麻黄には，交感神経を刺激し心臓や血管に負担をかけるエフェドリン類が含まれるため，高血圧や心臓病，脳卒中の既往歴のある人，循環器系に病気のある人，発汗傾向の著しい人，また高齢男性の場合，前立腺肥大症の既往歴のある人などには，慎重に用いる必要がある．もし，大量の発汗が止まらない場合には，服用を中止し，医師に連絡・受診することを伝える．

a. 葛根湯

症例：32歳男性，身長175 cm，体重75 kg．筋肉質で，とくに持病もなく普段は健康である．数時間前からぞくぞくとした寒気を感じ，肩や首のこり，頭痛，発熱（37.5℃），のどの痛みを訴え近医を受診した．医師の処方による葛根湯を服用したところ，夜間にねあせはほとんどなく，代わりに何回か小便のために起きた．翌朝には症状は軽快し，その日のうちに治癒した．

服薬指導：葛根湯はある程度体力がある人が，急に寒気を感じたり，肩や首のこり，頭痛やのどの痛み，発熱などを訴えたときに適した漢方薬である．葛根湯エキス製剤はお湯に溶かして，煎剤は温めて，食前に服用するよう説明する．服用後は発汗作用のある葛根湯の作用を助けるため，布団をかぶって2～3時間程度，発汗する状態にするとよいことを伝える．

b. 麻黄湯

症例：28歳男性，身長175 cm，体重75 kg．筋肉質で，とくに持病もなく普段は健康である．数時間前からぞくぞくとした寒気を感じ，膝や肘の関節痛，全身の筋肉痛，発熱（38.9℃）を訴え近医を受診した．医師の処方による麻黄湯を服用したところ，就寝後大量の発汗があり，数回起きて着替えを行い眠った．翌朝には症状は軽快し，その日のうちに治癒した．

服薬指導：麻黄湯は，普段から体力の充実した人が，急に寒気を感じたり，全身の筋肉痛，膝や肘の関節痛，高熱を催したりしたときに適した漢方薬である．麻黄湯に含まれる麻黄の配合量はとくに多いため，循環器系疾患，前立腺肥大症の既往歴がないことを確認する．麻黄湯エキス製剤はお湯に溶かして，煎剤は温めて，食前に服用するよう説明する．服用後は発汗作用の強い麻黄湯の作用を助けるため，布団をかぶって2～3時間程度，大量に発汗する状態にするとよいことを伝える．

c. 小青竜湯

症例：21歳女性，身長158 cm，体重46 kg．子どもの頃からかぜにかかりやすく，9歳

表7-1　急性期のかぜに対する桂枝湯，葛根湯および麻黄湯の使い分け

証	発汗	悪寒	発熱	随伴症状	処方
虚証	発汗あり	軽度～なし	微熱	頭痛，倦怠感	桂枝湯
中間証	中等度の発汗	中程度	中程度の熱	頭痛，関節痛	葛根湯
実証	無汗	激しい	高熱	頭痛，関節痛	麻黄湯

のときに気管支喘息と診断され治療を継続してきたが，このたび漢方治療を希望し受診した．梅雨時や秋に喘息発作を起こし，とくに明け方は息苦しさを覚えることが多かった．また通年でアレルギー性鼻炎を認めた．小青竜湯エキス製剤を1日3回，2週間投与したところ，約3週間でアレルギー性鼻炎は改善し，明け方の息苦しさもなくなった．以後，かぜにかかっても，喘息症状は軽減した．

　服薬指導：小青竜湯は，鼻かぜ，アレルギー性鼻炎，アレルギー性結膜炎，気管支喘息，花粉症などに用い，とくにかぜのひきはじめなどでぞくぞくと寒気がして，くしゃみや水っぽい鼻水が多く出るときに適していることを説明する．構成生薬の麻黄には，体を温め病気を発散して症状改善を促進する作用がある．服用方法は，食前もしくは食間に水またはぬるま湯で飲むよう指導する．

3）柴胡剤

a. 小柴胡湯

　小柴胡湯の重大な副作用として間質性肺炎があり，持続する咳や息切れなどの症状に気づいたら，ただちに服用を中止し，医師に連絡・受診することを伝える．

　症例1（B型肝炎）：47歳男性，身長171cm，体重72kg．25歳のときの会社の検診で，B型肝炎ウイルスのキャリアであることが判明したが，当時の肝機能は正常であった．約10年前からALTが徐々に上昇しはじめ，先頃の検診でALT：90 IU/L，AST：85 IU/L と高値を示したため，医師の処方による小柴胡湯エキス剤を服用したところ，徐々に肝機能の改善がみられ，治療開始から2年後の現在は，ALT：38 IU/L，AST：33 IU/L 台のほぼ正常値の状態で安定している．

　服薬指導1（B型肝炎）：小柴胡湯は，体力中等度（中間証）の人に適しており，無症状だが，ALT，AST などの肝機能が悪化している場合や，B型慢性肝炎に対してその炎症を鎮静化する効き目を有する漢方薬であることを説明する．小柴胡湯での治療とともに，肝機能を悪化させる飲酒などをなるべく控えるよう指導する．服用方法は，水またはぬるま湯で食前または食間に服用するよう説明する．

　症例2（かぜ）：33歳女性，身長158cm，体重52kg．3，4日程前にかぜをひき，現在もいくつか症状が残っているということで近医を受診．口が粘る，みぞおちのあたりが張って苦しく（胸脇苦満）食欲がない，味がわかりにくいなどの症状とともに，夕方になると寒気を伴い身体が熱っぽく感じ，翌朝には平熱に戻るという症状がある．医師は亜急性期のかぜを疑い，小柴胡湯エキス剤を処方した．患者は小柴胡湯を服用後，徐々に症状が治まり，2，3日後から食欲も出て，症状は治癒した．

　服薬指導2（かぜ）：小柴胡湯は体力中等度（中間証）の人に適しており，かぜをひいてから3，4日経った状態（亜急性期）に奏効する．口の中が粘りついて苦味を感じる，1日のうち午後以降発熱し，翌朝から午前中には平熱に戻るという熱の上下を繰り返すなどの症状が出たり，胸脇苦満がある場合に効き目が期待できることを説明する．服用方法は，水またはぬるま湯で食前または食間に服用するよう説明する．1週間服用してもかぜの諸症状がよくならない場合は服用を中止し，医師や薬剤師に相談するよう指導する．

症例1，2のいずれにしても，インターフェロン製剤の投与を受けていないか確認する必要がある．インターフェロン製剤と小柴胡湯の併用により，間質性肺炎の副作用を発症した事例がある．

また，B型慢性肝炎の治療に用いる漢方薬として，小柴胡湯のほかに大柴胡湯および補中益気湯を用いることがあり，その使い分けについて**表7-2**に示す．

表7-2　B型慢性肝炎に対する漢方薬の使い分け

証	漢方薬名	症状
虚証	補中益気湯	胃腸が弱く，気力が低下したとき
中間証	小柴胡湯	胸脇苦満を訴えるときの第一選択薬
実証	大柴胡湯	胸脇苦満を強く訴えるとき，便秘がち

4）瀉心湯類・芩連剤

a. 半夏瀉心湯

症例：42歳男性，身長173cm，体重65kg．主訴は腹痛・下痢で，仕事で無理をするたびに胃が重くなり，胸やけのような，みぞおちのつかえ感を訴えていた．腹がゴロゴロ鳴ることが多く，食べ物によっては吐き気がしたり，とくに思い当たることもないのに下痢をしたりした．医師より半夏瀉心湯エキス剤を処方され，飲みはじめて1週間程度で，胃の重たさを感じなくなり，胸やけ，吐き気などもすっきり解消した．

服薬指導：胃もたれや嘔気に対しては即効性があり，服用すると間もなく諸症状の改善が期待できることを説明する．

アルドステロン症の患者，ミオパチーのある患者，低カリウム血症のある患者は，これらの疾患および症状が悪化するおそれがあるので，禁忌である．また，これらの疾患の既往歴がある場合は心臓病や高血圧症など循環器系に病気がないか確認する必要がある．

半夏瀉心湯は食前に水またはお湯で服用するよう説明する．1か月程度（急性胃腸炎，二日酔，げっぷ，胸やけに服用する場合には5〜6回）服用しても症状がよくならない場合は服用を中止し，医師または薬剤師に相談するよう伝える．

5）大黄剤・承気湯類

a. 桃核承気湯

症例：35歳女性，身長160cm，体重54kg．1年前の会社内の異動により，それまでの外勤からもっぱらデスクワークとなり1日中パソコンに向かう日々を過ごしている．夕方になると両下肢がむくみ，半年ほど前からは月経痛が悪化するとともに，月経前のいらいら感が強くなった．また頻繁に便秘の状態が続いている．医師により桃核承気湯エキス剤が処方され，服用開始3か月頃から月経痛がやわらぎはじめ，同時に便秘症状も改善された．その後も桃核承気湯エキス剤の服用を続け，1年後にはほかの鎮痛薬の服用が必要ないまでに月経痛が改善された．

服薬指導：女性の生理不順，重い生理，生理に伴う不安やいらいら，腰痛，便秘，打ち身，あるいは高血圧に伴う頭重感や肩こり・めまいなどに効果があることを説明する．

服用方法は，食前もしくは食間に，エキス製剤はお湯で溶かしてから，落ち着いた気分で飲むとよい．熱証の人は，冷たい水で飲んだ方がよいこともある．食欲がなくなったり吐き気を催したりする場合には，食後服用でもかまわない．1か月程度服用しても効果のないときは医師または薬剤師に相談するよう伝える．

授乳婦の場合，大黄中の成分であるアントラキノン誘導体が母乳中に移行し，乳児に下痢を引き起こす可能性があるので，慎重に投与する．

6）苓朮剤

a. 苓桂朮甘湯

症例：32歳女性，身長160 cm，体重48 kg．勤務中に頭がぼーっとし，立ち上がるとめまいを覚え，帰りがけに近医を受診した．めまいに加え手足のむくみや尿量の減少といった症状もあることを医師に伝えたところ，医師から苓桂朮甘湯エキス剤の服用を指示された．服用後，約1時間で立ちくらみはすっかり消え，翌日には元気に出社することができた．

服薬指導：苓桂朮甘湯は立ちくらみや起立性のめまいに有効であることを伝える．服用方法は，食前もしくは食間に，お湯で溶かして服用することを説明する．めまいの原因はさまざまであるが，睡眠不足，ストレス，過労などが原因となることが多いので，十分な睡眠と規則正しい生活習慣が大切であることも伝える．また，その他の疾患がめまいの原因となる場合もあるので，1か月程度服用しても症状がよくならない場合は服用を中止し，医師または薬剤師に相談するよう指導する．

7）附子剤

a. 真武湯

症例：17歳女性，身長160 cm，体重48 kg．小さい頃から胃腸が弱く，常に手足が冷え，よく下痢をして学校も休みがちだった．下痢になったときには市販の薬を服用していたが，胃腸の不快感は解消せずおなかは張ったままだったので，心配した母親が病院に連れて行くと，重い胃下垂と診断され，真武湯エキス剤を処方された．服用開始後半月ほど経つと，強い冷えがなくなり，食欲も出てきた．服用後1か月を過ぎる頃から，それまでのつらい症状もほとんど消え，学校を休むこともなくなった．

服薬指導：真武湯は，体に冷えを生じている虚弱体質の人に使用することで体を温め，冷えや下痢，かぜ，腹痛，めまいを含め，さまざまな症状を改善させる漢方薬であることを説明する．服用方法は，水またはぬるま湯で食前もしくは食間に服用するよう指導する．附子が配合されているため，服用中に舌のしびれ感や麻痺，悪心，心悸亢進，のぼせなどの症状が出たら，すぐに服用を中止し，医師または薬剤師に連絡するよう指導する．また，附子を含むほかの漢方薬と一緒に飲むときは，その重複に注意が必要であることも伝えて

おく．

8）地黄剤（四物湯類）

a．八味地黄丸

　　症例：65歳男性，身長165 cm，体重52 kg．10年ほど前から下半身が冷え，靴下をはいたまま就寝することが多くなった．逆に顔がほてることがあり，尿も近くなった．胃は丈夫だが，ときどき下痢をするとのことを医師に伝えたところ，八味地黄丸エキス剤が処方された．

　　服薬指導：八味地黄丸は，高齢者を中心に用いられており，なかなか疲れが取れず，腰痛，小便の出が悪い，夜に何度も小便に起きる，軽い尿もれ，「下半身の冷えと顔のほてり」などの症状を改善させる漢方薬であることを説明する．服用方法は，原則的には水またはぬるま湯で食前に服用することが望ましいが，胃もたれなどの胃腸障害（地黄の副作用）が起こる場合は食後に服用してもよいことを指導する．動悸，のぼせ，口唇・舌のしびれなどを感じた場合（附子の副作用）は，医師または薬剤師に相談するよう伝える．また，1か月程度服用しても症状がよくならない場合は服用を中止し，医師または薬剤師に相談するよう伝える．

b．人参養栄湯

　　症例：48歳女性，身長155 cm，体重42 kg．子どもの頃から低血圧ぎみで，朝礼などで長時間立っていると倒れてしまうことがあり，起立性低血圧症という診断を受けていた．現在も低血圧症は変わらず，本日の血圧は最大/最小血圧が92/65 mmHgであった．また気管支が弱く，頻繁に咳き込む傾向もあった．医師に人参養栄湯エキス剤を処方され半年ほど飲み続けたところ，食欲不振や手足の冷えなどの体調は改善した．また，冬場によく咳き込んでいたのが現在はほとんどなくなり，全身症状はおおむね改善された．

　　服薬指導：人参養栄湯は，「体力と気力を補い，元気を取り戻すのを助ける」，「冷え症で貧血ぎみであり，顔色が悪く，疲労衰弱がひどいとき」，「病中・病後，手術後などで体力が弱っているとき」などに効果が期待できることを説明するとよい．服用方法は，食前もしくは食間に水またはぬるま湯で服用するよう指導する．服用していて，もし発疹，発赤，かゆみ，蕁麻疹，食欲不振，胃部不快感，悪心・嘔吐，腹痛，下痢などの症状に気づいたら，担当の医師または薬剤師に相談するよう伝える．とくに，尿量が減少する，顔や手足がむくむ，まぶたが重くなる，手がこわばるなどの症状の場合は偽アルドステロン症の初期症状である可能性があるので，服用を中止し，医師または薬剤師に相談するよう伝える．

c．十全大補湯

　　症例：43歳女性．乳がんの手術後，肝臓や全身に多発性転移がみつかり，余命数か月の末期がんと診断された．患者は漢方療法を希望し，漢方専門外来にて十全大補湯を投与するとともに養生法の指導を徹底して治療を続けたところ，約5年間生存することができた．

服薬指導：十全大補湯は，免疫力を高め，全身状態を改善する効果があることを伝える．服用方法としては，原則的には水またはぬるま湯で食前に服用することが望ましいが，胃もたれなど（当帰，地黄による副作用）が起こる場合は食後に服用してもよいことを指導する．

[*]がん患者に対する漢方薬の適応について：漢方薬ががんに対してある一定の効果を持つことが報告されているが，すべての患者に奏効するものではなく，あくまでがん化学療法の補完的役割として位置づけられることを念頭に置く必要がある．しかし，転移が進行し，回復が望めない末期がん患者に漢方治療をすることにより，苦痛が軽減し胃腸の働きが改善され，結果的に全身的な体調が改善して，患者の生活の質（QOL）を高めることが可能となる場合がある．がん患者に対する漢方薬の使用目的としては以下の2点が考えられる．

① 手術後の体力回復と免疫力の増強を目的とする場合．
② 抗がん剤や放射線療法の副作用軽減を目的とする場合．

9)　石膏剤

a.　白虎加人参湯

症例：28歳男性，身長185 cm，体重79 kg．体格はよく，暑がりで夏場以外でも汗を多くかく．口渇が強く，頻繁に水分補給をしているが，尿回数は日に5〜6回で，便秘ぎみ．浮腫はみられず，脈は強くしっかりとしている．強いのどの渇きと大量の発汗を改善したいとの訴えに対し，医師から処方された白虎加人参湯エキス剤を1か月服用したところ，口渇が改善し，3か月後には多量の発汗もほぼ軽快した．

服薬指導：白虎加人参湯には身体のほてりやのどの渇き，多尿などを改善する効果が期待できることを説明するとよい．服用方法は，食前もしくは食間に冷水または水で服用するよう指導する．服用していて，もし発疹，発赤，かゆみ，蕁麻疹，食欲不振，胃部不快感，悪心・嘔吐，腹痛，下痢などの症状に気づいたら，担当の医師または薬剤師に相談するよう伝える．とくに，尿量が減少する，顔や手足がむくむ，まぶたが重くなる，手がこわばるなどは偽アルドステロン症の初期症状である可能性があるので，服用を中止し，医師の診察を受けるよう指導する．

10)　当帰芍薬散関連処方と駆瘀血薬

a.　当帰芍薬散

症例：20歳女性，身長158 cm，体重49 kg．強い月経痛と月経不順を訴え近医を受診．冷え症で，足腰が冷えやすく，貧血症状がひどく頭痛やめまいが頻発するとのこと．当帰芍薬散エキス剤を服用開始から約3か月で症状がかなり改善し，併用していた鎮痛薬の服用も必要なくなった．

服薬指導：当帰芍薬散は，冷え症で虚弱な人の月経困難症に向く処方であることなどを説明するとよい．とくに，下腹部痛，頭痛，めまい，易疲労感などを訴えるときには高い

効果が期待できることを説明するとよい．服用方法は，食前もしくは食間に水またはぬるま湯で服用するよう指導する．服用時に胃部不快感，食欲不振となることがあるが，症状がつらいときは医師または薬剤師に相談するよう伝える．

11）その他の漢方処方

a. 半夏厚朴湯

　　症例：68歳男性．食欲不振，胃もたれ感，胸やけを訴え近医を受診．神経質な言動がみられ，医師は半夏厚朴湯を処方した．その10日後に他院を受診し，逆流性食道炎と診断されプロトンポンプ阻害薬（PPI）を処方されたが，胸やけ以外の症状は改善しなかった．患者によると，半夏厚朴湯エキス剤を内服していたときにはほかの症状も軽快していたように思うとのことであったので，半夏厚朴湯エキス剤を再度処方しPPIとの併用を指示した．約3週間の服用で逆流性食道炎のすべての症状が消失した．

　　服薬指導：半夏厚朴湯は神経を鎮めて心と体の状態をよくすること，咳や吐き気を抑えること，心身ともに疲れやすく冷え症で神経質な人に向く処方であることなどを説明する．とくに，のどのつかえ感を訴えるときには高い効果が期待できることを説明するとよい．服用方法は，食前もしくは食間に水またはぬるま湯で服用するよう指導する．人により，服用時に胃がむかついたり，食欲不振となったりすることがあるが，次第に慣れることが多いことを伝え，症状がつらいときは医師または薬剤師に相談するよう伝える．

練習問題

（1）48歳男性，体重50 kg（やせ型の体型）．37.9℃の発熱，悪寒，咽頭痛があり，昨晩は就寝中に少し発汗した．翌日，発熱・悪寒が治まらず近医を受診した．患者が漢方薬の服用を希望したため医師が脈を取ったところ，触れやすいが弱く，総合的にみてこの患者は虚弱な体質と判断した．この患者に適した漢方薬はどれか．1つ選びなさい．

  1.　麻黄湯

  2.　小青竜湯

  3.　葛根湯

  4.　桂枝湯

  5.　小柴胡湯

　　　正解：4. 医師は，この患者の体力は弱く，就寝中に発汗がみられたことから患者は虚証でかぜの初期と判断し，桂枝湯を処方した．麻黄湯，小青竜湯，葛根湯はいずれも実証から中間証（体力が中等度）のかぜの急性期に適した漢方薬である．小柴胡湯は中間証からやや実証のかぜの亜急性期（3，4日経った状態）に用いる．

（2）11歳女性，体重32 kg．小学校低学年の時期から便秘がちではあったが，ここ1週間排便がないため，近医を受診した．医師はこの患児はやせ型の体格で食が細く，疲労

しやすく，また顔色もよくないと判断し，漢方薬を処方して経過観察することにした．
この患児に適した漢方薬はどれか．1つ選びなさい．

1. 防風通聖散
2. 小建中湯
3. 大黄甘草湯
4. 大柴胡湯
5. 黄連解毒湯

　　正解：2．医師は，この患児がやせ型で顔色があまりよくないことから虚証と判断し，
飴が配合され甘くて小児にも飲みやすく，便秘改善作用が期待できる小建中湯を処方し
た．防風通聖散，大柴胡湯，大黄甘草湯はいずれも実証から中間証の便秘に適した漢方
薬である．黄連解毒湯は体力中等度以上で，のぼせぎみで顔色が赤い傾向のある小児の
神経症，湿疹・皮膚炎，口内炎などに用いる．

(3) 45歳男性，身長165 cm，体重87 kg．職場の健康診断で，コレステロール値233 mg/
dL，中性脂肪192 mg/dL と高値を示し，近医を受診し脂質異常症と診断された．医師
は，この患者の体力が充実しており，漢方薬の処方を希望したことから，しばらく漢
方薬と食事療法で経過観察をすることにした．この患者に適した漢方薬はどれか．1
つ選びなさい．

1. 六君子湯
2. 大建中湯
3. 八味地黄丸
4. 黄連解毒湯
5. 防風通聖散

　　正解：5．医師は，この患者は体力が充実した実証と判断し，脂質異常症の治療に用
いられる漢方薬として防風通聖散を選択した．この患者はBMI＝32の中等度の肥満状
態であり，防風通聖散はこのような肥満を伴う脂質異常症の治療に適している．六君子
湯は虚証の胃もたれ，食欲不振に用いる．大建中湯は虚証で冷えを伴う腹痛や腸閉塞（イ
レウス）などに用いる．八味地黄丸は虚証で腰痛や夜間頻尿などに用いる．黄連解毒湯
はのぼせや顔面紅潮，精神不安などの症状を伴う成人の不眠，神経症，胃炎，二日酔な
どに用いる．

(4) 65歳女性，身長153 cm，体重55 kg．胃痛やみぞおちのつかえを訴え，ゴロゴロと腹
鳴が多く，食べ物によっては吐き気がしたりした．医師はこの患者の体力は中程度と
判断し，漢方薬を処方することにした．この患者に適した漢方薬はどれか．1つ選び
なさい．

1. 半夏瀉心湯
2. 安中散

　　3. 六君子湯

　　4. 黄連解毒湯

　　5. 大承気湯

　　　　正解：1. 医師は，この患者は中間証で，胃部のつかえ感や腹鳴が顕著であることから，半夏瀉心湯を選択した．黄連解毒湯は実証の，胸やけ，胃もたれなどの胃部不快感に用いられる．安中散や六君子湯は虚証の胃部痛で，胸やけ，食欲不振などがある場合に用いる．大承気湯は実証の便秘，腹痛，腹部膨満感などの症状に用いる．

(5) 54歳女性，身長157 cm，体重48 kg. 極度の冷え症と倦怠感の改善を希望して近医を受診し，漢方治療を希望した．問診では，夏場でも厚手の靴下や長袖の下着を着ており，スーパーなどの冷蔵食品売り場など冷えた場所に行くと腹痛を覚えることが多いとのことだった．胃腸が弱く，食は細くしばしば下痢をする．この患者に適した漢方薬はどれか．1つ選びなさい．

　　1. 当帰芍薬散

　　2. 桂枝茯苓丸

　　3. 真武湯

　　4. 防風通聖散

　　5. 麻黄湯

　　　　正解：3. 医師は，この患者は虚証で，顕著な冷え症に加え胃腸虚弱でしばしば下痢をすることから，真武湯を選択した．冷え症には附子を配合する漢方が用いられることが多く，患者が自覚的に冷えを訴えたことに加え，下痢や尿量減少などの「水の異常」に附子配合剤が適している．当帰芍薬散は，虚証でめまいや貧血がある場合に用いる．桂枝茯苓丸は中間証から実証でのぼせや瘀血のある場合に用いる．防風通聖散は実証で肥満，便秘の改善に用いる．麻黄湯は実証で発汗のないかぜの急性期に用いる．

(6) 26歳女性，身長167 cm，体重43kg. 4年前に大学を卒業後，IT関連会社に就職し，主に企業向けWEBサイトの制作に携わり，長時間にわたりパソコンに向かう日々を精力的に過ごしてきた．1年ほど前より，身体の冷えと肩こりに悩まされ，ときに後頭部付近に脈拍にあわせて「ズキン，ズキン」という激しい痛みを覚えるようになった．近頃では片頭痛と共に吐き気を催すようになったため，心配になり大学病院を受診した．医師は念のため頭部CT検査を実施したが，脳内出血等の異常所見は認められなかった．患者は以前服用した片頭痛薬がかえって頭痛を助長したことがあり，漢方薬の処方を希望したため，医師はこの患者の証に適したものを頓用で処方することになった．この患者に適した漢方薬はどれか．1つ選びなさい．

　　1. 芍薬甘草湯

　　2. 呉茱萸湯

　　3. 黄連解毒湯

4. 大承気湯

5. 六君子湯

　　正解：2. 呉茱萸湯は，細身で頻繁に冷えを訴え，身体機能や体力の低下した状態（虚証）の患者の，吐き気を伴うような片頭痛に効果が期待できる．効き目は比較的速効性で，頓用としても十分効果を発揮する．呉茱萸湯は，呉茱萸，人参，大棗，生姜で構成され，身体を温める作用があり，胃弱でも飲みやすいという特徴がある．成人では1日量を2〜3回に分割し，食前または食間に経口服用する．

　　芍薬甘草湯は，こむら返りや筋肉の痙攣，腹痛，腰痛など骨格筋の痛みに速効性に効果を発揮する．黄連解毒湯は比較的体力がある人に向いており（実証），のぼせぎみで血圧が高く，いらいらして落ち着かない傾向の人に向いている．大承気湯は，便通を改善し，不安やいらいらを緩和し，気分を落ち着かせる作用がある．体力の充実した人や（実証），肥満体質の人で，便秘がちな人に適している．六君子湯は，体力が中程度以下の人（虚証）の食欲不振，胃もたれ，胃痛，嘔吐などの症状に用いられる．

(7) 18歳女性，158 cm，46 kg．大学に入学後，水泳部に入部してほぼ毎日のようにトレーニングに励む日々を過ごしてきた．1か月ほど前に風邪をひき，夜間に高熱を出したが，翌日にはほぼ軽快した．しかしその際に発症した鼻閉は完治せず，次第に濃い鼻汁に変わり，鼻腔内に熱感を覚え，頭痛も訴えるようになったため，近医を受診することになった．医師は蓄膿症（慢性副鼻腔炎）を疑い，患者の服用歴を確認したところ，以前抗生物質の服用により薬疹を生じたとの情報が得られたので，適応のある漢方薬を選択することにした．この患者に適した漢方薬はどれか．1つ選びなさい．

1. 小青竜湯

2. 麦門冬湯

3. 辛夷清肺湯

4. 桔梗湯

5. 半夏白朮天麻湯

　　正解：3. 辛夷清肺湯は，体力中程度以上（実から中間証）で，比較的顔に赤みのある人が，濃い鼻汁がでる慢性副鼻腔炎（蓄膿症）や鼻づまりなど訴える場合に適している．成人では1日量を2〜3回に分割し，食前又は食間に経口服用する．構成生薬の辛夷や枇杷葉，升麻は鼻の通りをよくする作用があるといわれており，石膏や黄芩には炎症や発熱を抑える効果が期待できる．

　　一方，虚証で胃腸虚弱の人の同様の症状にはあまり効果は期待できず，半夏白朮天麻湯のほうが効き目を期待できる．小青竜湯は，慢性的なアレルギー性鼻炎に効果がある．麦門冬湯は，のどや気道が乾燥した長引く空咳に効果があり，湿った咳に効果がある小青竜湯とは鑑別が必要である．桔梗湯は，のどが腫れて痛むような扁桃炎や扁桃周囲炎などに用いられる．

（8）漢方薬に関する患者への服薬指導の内容として正しいものはどれか．2つ選びなさい．

1. 効き目が穏やかなので，多少の副作用が現れても安全であることを伝えた．
2. 効果が出るまでに数か月かかるので，中断せずに飲み続けるよう伝えた．
3. 妊婦や高齢者でも安心して服用できることを伝えた．
4. OTC医薬品を併用するときには医師または薬剤師に相談するよう伝えた．
5. 漢方薬は，直射日光を避け，密閉して冷蔵庫に保管するよう伝えた．

　　正解：4，5.

　　4：ほかの医薬品との併用で重大事故が生じた事例は，小柴胡湯とインターフェロン製剤との併用による間質性肺炎の死亡例くらいではあるが，一般用医薬品にも漢方薬との併用に注意すべき成分を含むものがあり，OTC薬を購入する際に薬局・薬店の薬剤師などに相談した方がよい．

　　5：漢方薬の保管で最も重要なのは菌の増殖を妨げるために湿気を防ぐことであり，冷蔵保存する場合は，チャック付きビニール袋などに入れた上で冷蔵庫内に保存し，取り出すときは室温近くに戻してから開封するよう指導するとよい．

　　1：漢方薬にも副作用はあり，副作用の兆候や不安な点があれば服薬を中止し，医師または薬剤師に相談すべきである．

　　2：漢方薬の薬効発現は速効性のものもある．薬効発現に数か月を要するものはほとんどない．

　　3：大黄，芒硝，牡丹皮，桃仁は早流産を誘発するおそれがあり，これを含む漢方薬は妊婦には慎重に投与する．小児・高齢者も妊婦と同様に薬物応答性が変化しており，予測不可能な副作用が生じる場合があることを念頭に置くべきである．

（9）次の漢方薬の処方に関する記述のうち，正しいものを1つ選びなさい．

処方1）柴苓湯エキス顆粒（医療用）　1回3.0g　（1日9.0g）
　　　　　1日3回　朝，昼，夕食前　14日分
　　2）五苓散エキス顆粒（医療用）　1回2.5g　（1日7.5g）
　　　　　1日3回　朝，昼，夕食前　14日分

1. 一般的に漢方薬どうしを併用することは原則不可なので，医師に疑義照会すべきである．
2. これら2剤を併用することにより相乗的な消化器症状の改善効果が期待できる．
3. これら2剤は重複する構成生薬を含むため，医師に疑義照会すべきである．
4. 一般的に漢方薬の服用は食後が適しているため，医師に用法の疑義照会をすべきである．
5. とくに問題はない．

　　正解：3. 柴苓湯（柴胡，黄芩，半夏，大棗，人参，生姜，甘草，沢瀉，茯苓，猪苓，白朮（蒼朮），桂皮）は小柴胡湯（柴胡，黄芩，半夏，大棗，人参，生姜，甘草）と五苓散（沢瀉，茯苓，猪苓，白朮（蒼朮），桂皮）との合方であり，柴苓湯と五苓散を併

用すると，五苓散が重複することになるので，医師に疑義照会をする必要がある．

　　1：漢方薬を複数組み合わせて使う「合方」は頻繁に行われる．

　　2：漢方薬を併用する場合に構成生薬の重複があれば，過剰投与による有害事象が発現する危険性がある．

　　4：一般的に漢方薬の服用は食前または食間が適している．

（10）保険薬局を訪れた患者（30歳代男性）が，寒気と微熱（37.5℃），頭痛を訴え，適した一般用漢方製剤の選択を薬剤師に求めてきた．患者の体格はやせ型で，症状は昨晩から発現し，若干のねあせをかいて目覚めたと訴えている．この患者に適した漢方薬はどれか．1つ選びなさい．

　1.　大柴胡湯
　2.　桂枝湯
　3.　葛根湯
　4.　麻黄湯
　5.　牛車腎気丸

　　正解：2．症状が昨晩から現れた表証（急性期）であり，虚証（虚弱），寒証（寒気を感じている）に適した漢方薬のうち，自然発汗がみられたことに着目し桂枝湯を選択する．

　　3，4：普段体力が充実した実証のものが関節痛や発熱を訴えてきたときに用い，自然発汗のないことを確認して選択する．

付録　新 210 処方一覧

付録 新210処方一覧（平成29年改正 一般用漢方製剤製造販売承認基準に基づいて作成）

処方番号	処方名	ふりがな	生薬配合量
1	安中散	あんちゅうさん	桂皮3〜5，延胡索3〜4，牡蛎3〜4，茴香1.5〜2，縮砂1〜2，甘草1〜2，良姜0.5〜1
1A	安中散加茯苓	あんちゅうさんかぶくりょう	桂皮3〜5，延胡索3〜4，牡蛎3〜4，茴香1.5〜2，縮砂1〜2，甘草1〜2，良姜0.5〜1，茯苓5
2	胃風湯	いふうとう	当帰2.5〜3，芍薬3，川芎2.5〜3，人参3，白朮3，茯苓3〜4，桂皮2〜3，粟2〜4
3	胃苓湯	いれいとう	蒼朮2.5〜3，厚朴2.5〜3，陳皮2.5〜3，猪苓2.5〜3，沢瀉2.5〜3，芍薬2.5〜3，白朮2.5〜3，茯苓2.5〜3，桂皮2〜2.5，大棗1〜3，生姜1〜2，甘草1〜2，縮砂2，黄連2（芍薬，縮砂，黄連のない場合も可）
4	茵蔯蒿湯	いんちんこうとう	茵陳蒿4〜14，山梔子1.4〜5，大黄1〜3
	茵蔯五苓散	いんちんごれいさん	65A 参照
5	烏薬順気散	うやくじゅんきさん	麻黄2.5〜3，陳皮2.5〜5，烏薬2.5〜5，川芎2〜3，白彊蚕1.5〜2.5，枳殻1.5〜3，白芷1.5〜3，甘草1〜1.5，桔梗2〜3，乾姜1〜2.5，生姜1，大棗1〜3（生姜・大棗を抜いても可）
6	烏苓通気散	うれいつうきさん/うりょうつうきさん	烏薬2〜3.5，当帰2〜3.5，芍薬2〜3.5，香附子2〜3.5，山査子2〜3.5，陳皮2〜3.5，茯苓1〜3，白朮1〜3，檳榔子1〜2，延胡索1〜2.5，沢瀉1〜2，木香0.6〜1，甘草0.6〜1，生姜1（ヒネショウガを用いる場合2）
7	温経湯	うんけいとう	半夏3〜5，麦門冬3〜10，当帰2〜3，川芎2，芍薬2，人参2，桂皮2，阿膠2，牡丹皮2，甘草2，生姜1，呉茱萸1〜3
8	温清飲	うんせいいん	当帰3〜4，地黄3〜4，芍薬3〜4，川芎3〜4，黄連1〜2，黄芩1.5〜3，山梔子1.5〜2，黄柏1〜1.5
9	温胆湯	うんたんとう	半夏4〜6，茯苓4〜6，生姜1〜2（ヒネショウガを使用する場合3），陳皮2〜3，竹茹2〜3，枳実1〜2，甘草1〜2，黄連1，酸棗仁1〜3，大棗2（黄連以降のない場合も可）
9A	加味温胆湯	かみうんたんとう	半夏3.5〜6，茯苓3〜6，陳皮2〜3，竹茹2〜3，生姜1〜2，枳実1〜3，甘草1〜2，遠志2〜3，玄参2（五味子3に変えても可），人参2〜3，地黄2〜3，酸棗仁1〜5，大棗2，黄連1〜2（黄連のない場合も可）（遠志，玄参，人参，地黄，大棗のない場合もある）
9B	竹茹温胆湯	ちくじょうんたんとう	柴胡3〜6，竹茹3，茯苓3，麦門冬3〜4，陳皮2〜3，枳実1〜3，黄連1〜4.5，甘草1，半夏3〜5，香附子2〜2.5，生姜1，桔梗2〜3，人参1〜2
10	越婢加朮湯	えっぴかじゅつとう	麻黄4〜6，石膏8〜10，生姜1（ヒネショウガを使用する場合3），大棗3〜5，甘草1.5〜2，白朮3〜4（蒼朮も可）
10A	越婢加朮附湯	えっぴかじゅつぶとう	麻黄4〜6，石膏8〜10，白朮3〜4（蒼朮も可），加工ブシ0.3〜1，生姜1（ヒネショウガを使用する場合3），甘草1.5〜2，大棗3〜4
10B	桂枝越婢湯	けいしえっぴとう	桂皮4，芍薬4，甘草2，麻黄5，生姜1（ヒネショウガを使用する場合2.5），大棗3，石膏8，蒼朮4，加工ブシ1
10C	桂枝二越婢一湯	けいしにえっぴいっとう/けいしにえっぴいちとう	桂皮2.5〜3.5，芍薬2.5〜3.5，麻黄2.5〜3.5，甘草2.5〜3.5，大棗3〜4，石膏3〜8，生姜1（ヒネショウガを使用する場合2.8〜3.5）
10D	桂枝二越婢一湯加朮附	けいしにえっぴいっとうかじゅつぶ/けいしにえっぴいちとうかじゅつぶ	桂皮2.5，芍薬2.5，甘草2.5，麻黄2.5，生姜1（ヒネショウガを使用する場合3.5），大棗3，石膏3，白朮3（蒼朮も可），加工ブシ0.5〜1
11	延年半夏湯	えんねんはんげとう	半夏3〜5，柴胡2〜5，別甲2〜5，桔梗2〜4，檳榔子2〜4，人参0.8〜2，生姜1〜2，枳実0.5〜2，呉茱萸0.5〜2

しばり	適用
体力中等度以下で，腹部は力がなく，胃痛または腹痛があって，時に胸やけやげっぷ，胃もたれ，食欲不振，吐き気，嘔吐などを伴うものの次の諸症	神経性胃炎，慢性胃炎，胃腸虚弱
体力中等度以下で，腹部は力がなく，神経過敏で胃痛または腹痛があって，時に胸やけやげっぷ，胃もたれ，食欲不振，吐き気，嘔吐などを伴うものの次の諸症	神経性胃炎，慢性胃炎，胃腸虚弱
体力中等度以下で，顔色が悪くて食欲なく，疲れやすいものの次の諸症	急・慢性胃腸炎，冷えによる下痢
体力中等度で，水様性の下痢，嘔吐があり，口渇，尿量減少を伴うものの次の諸症	食あたり，暑気あたり，冷え腹，急性胃腸炎，腹痛
体力中等度以上で，口渇があり，尿量少なく，便秘するものの次の諸症	じんましん，口内炎，湿疹・皮膚炎，皮膚のかゆみ
体力中等度のものの次の諸症	しびれ，筋力の低下，四肢の痛み，肩こり
体力にかかわらず使用できる	下腹部の痛み，乳腺の痛み
体力中等度以下で，手足がほてり，唇が乾くものの次の諸症	月経不順，月経困難，こしけ（おりもの），更年期障害，不眠，神経症，湿疹・皮膚炎，足腰の冷え，しもやけ，手あれ（手の湿疹・皮膚炎）
体力中等度で，皮膚はかさかさして色つやが悪く，のぼせるものの次の諸症	月経不順，月経困難，血の道症*)，更年期障害，神経症，湿疹・皮膚炎
体力中等度以下で，胃腸が虚弱なものの次の諸症	不眠症，神経症
体力中等度以下で，胃腸が虚弱なものの次の諸症	神経症，不眠症
体力中等度のものの次の諸症	かぜ，インフルエンザ，肺炎などの回復期に熱が長びいたり，また平熱になっても気分がさっぱりせず，咳や痰が多くて安眠ができないもの
体力中等度以上で，むくみがあり，のどが渇き，汗が出て，時に尿量が減少するものの次の諸症	むくみ，関節の腫れや痛み，関節炎，湿疹・皮膚炎，夜尿症，目のかゆみ・痛み
体力中等度以上で，冷えがあって，むくみがあり，のどが渇き，汗が出て，時に尿量が減少するものの次の諸症	むくみ，関節の腫れや痛み，筋肉痛，湿疹・皮膚炎，夜尿症，目のかゆみ・痛み
体力中等度以下のものの次の諸症	関節の腫れや痛み
体力中等度で，のどが渇き，汗が出るものの次の諸症	感冒，頭痛，腰痛，筋肉痛，関節の腫れや痛み
体力中等度以下で，冷えがあって，のどが渇き，汗が出て，時に尿量が減少するものの次の諸症	関節の腫れや痛み，筋肉痛，腰痛，頭痛
体力中等度で，みぞおちに抵抗感があって，肩がこり，足が冷えるものの次の諸症	慢性胃炎，胃痛，食欲不振

処方番号	処方名	ふりがな	生薬配合量
	黄耆桂枝五物湯	おうぎけいしごもつとう	44A 参照
	黄耆建中湯	おうぎけんちゅうとう	101A 参照
12	黄芩湯	おうごんとう	黄芩 4〜9，芍薬 2〜8，甘草 2〜6，大棗 4〜9
13	応鐘散（芎黄散）	おうしょうさん（きゅうおうさん）	大黄 1，川芎 2
14	黄連阿膠湯	おうれんあきょうとう	黄連 3〜4，芍薬 2〜2.5，黄芩 1〜2，阿膠 3，卵黄 1個
15	黄連解毒湯	おうれんげどくとう	黄連 1.5〜2，黄芩 3，黄柏 1.5〜3，山梔子 2〜3
16	黄連湯	おうれんとう	黄連 3，甘草 3，乾姜 3，人参 2〜3，桂皮 3，大棗 3，半夏 5〜8
17	乙字湯	おつじとう	当帰 4〜6，柴胡 4〜6，黄芩 3〜4，甘草 1.5〜3，升麻 1〜2，大黄 0.5〜3
17A	乙字湯去大黄	おつじとうきょだいおう	当帰 4〜6，柴胡 4〜6，黄芩 3〜4，甘草 1.5〜3，升麻 1〜2
18	解急蜀椒湯	かいきゅうしょくしょうとう	蜀椒 1〜2，加工ブシ 0.3〜1，粳米 7〜8，乾姜 1.5〜4，半夏 4〜8，大棗 3，甘草 1〜2，人参 2〜3，膠飴 20（膠飴はなくても可）
	解労散	かいろうさん	82A 参照
19	加減涼膈散（浅田）	かげんりょうかくさん（あさだ）	連翹 3，黄芩 3，山梔子 3，桔梗 3，薄荷 2，甘草 1，大黄 1，石膏 10
20	加減涼膈散（龔廷賢）	かげんりょうかくさん（きょうていけん）	連翹 2〜3，黄芩 2〜3，山梔子 1.5〜3，桔梗 2〜3，黄連 1〜2，薄荷 1〜2，当帰 2〜4，地黄 2〜4，枳実 1〜3，芍薬 2〜4，甘草 1〜1.5
	化食養脾湯	かしょくようひとう	202A 参照
21	藿香正気散	かっこうしょうきさん	白朮 3，茯苓 3〜4，陳皮 2〜3，白芷 1〜4，藿香 1〜4，大棗 1〜3，甘草 1〜1.5，半夏 3，厚朴 2〜3，桔梗 1.5〜3，蘇葉 1〜4，大腹皮 1〜4，生姜 1
22	葛根黄連黄芩湯	かっこんおうれんおうごんとう	葛根 5〜6，黄連 3，黄芩 3，甘草 2
23	葛根紅花湯	かっこんこうかとう	葛根 3，芍薬 3，地黄 3，黄連 1.5，山梔子 1.5，紅花 1.5，大黄 1，甘草 1
24	葛根湯	かっこんとう	葛根 4〜8，麻黄 3〜4，大棗 3〜4，桂皮 2〜3，芍薬 2〜3，甘草 2，生姜 1〜1.5
24A	葛根湯加川芎辛夷	かっこんとうかせんきゅうしんい	葛根 4〜8，麻黄 3〜4，大棗 3〜4，桂皮 2〜3，芍薬 2〜3，甘草 2，生姜 1〜1.5，川芎 2〜3，辛夷 2〜3
24B	独活葛根湯	どっかつかっこんとう	葛根 5，桂皮 3，芍薬 3，麻黄 2，独活 2，生姜 0.5〜1（ヒネショウガを使用する場合 1〜2），地黄 4，大棗 1〜2，甘草 1〜2
	加味帰脾湯	かみきひとう	34A 参照
25	加味解毒湯	かみげどくとう	黄連 2，黄芩 2，黄柏 2，山梔子 2，柴胡 2，茵蔯蒿 2，竜胆 2，木通 2，滑石 3，升麻 1.5，甘草 1.5，燈心草 1.5，大黄 1.5（大黄のない場合も可）
26	栝楼薤白白酒湯	かろうがいはくはくしゅとう	栝楼実 2〜5（栝楼仁も可），薤白 4〜9.6，白酒 140〜700（日本酒も可）
26A	栝楼薤白湯	かろうがいはくとう	栝楼仁 2，薤白 10，十薬 6，甘草 2，桂皮 4，防已 4
27	乾姜人参半夏丸	かんきょうにんじんはんげがん	乾姜 3，人参 3，半夏 6
28	甘草乾姜湯	かんぞうかんきょうとう	甘草 4〜8，乾姜 2〜4
	甘草瀉心湯	かんぞうしゃしんとう	170A 参照

しばり	適用
体力中等度で，腹痛，みぞおちのつかえがあり，時に寒気，発熱などがあるものの次の諸症	下痢，胃腸炎
体力中等度以上のものの次の諸症	便秘，便秘に伴うのぼせ・肩こり
体力中等度以下で，冷えやすくのぼせぎみで胸苦しく不眠の傾向のあるものの次の諸症	鼻血，不眠症，かさかさした湿疹・皮膚炎，皮膚のかゆみ
体力中等度以上で，のぼせぎみで顔色赤く，いらいらして落ち着かない傾向のあるものの次の諸症	鼻出血，不眠症，神経症，胃炎，二日酔，血の道症*1，めまい，動悸，更年期障害，湿疹・皮膚炎，皮膚のかゆみ，口内炎
体力中等度で，胃部の停滞感や重圧感，食欲不振があり，時に吐き気や嘔吐のあるものの次の諸症	胃痛，急性胃炎，二日酔，口内炎
体力中等度以上で，大便が硬く，便秘傾向のあるものの次の諸症	痔核（いぼ痔），きれ痔，便秘，軽度の脱肛
体力中等度またはやや虚弱なものの次の諸症	痔核（いぼ痔），きれ痔，軽度の脱肛
体力中等度以下で，腹部が冷えて痛み，あるいは腹が張って，時に嘔吐を伴うものの次の諸症	冷え腹，急性胃腸炎，腹痛
体力中等度以上で，胃腸の調子がすぐれないものの次の諸症	口内炎，口の中の炎症
体力中等度で，胃腸の調子がすぐれないものの次の諸症	口内炎，口の中の炎症
体力中等度以下のものの次の諸症	感冒，暑さによる食欲不振，急性胃腸炎，下痢，全身倦怠
体力中等度のものの次の諸症	下痢，急性胃腸炎，口内炎，舌炎，肩こり，不眠
体力中等度以上で，便秘傾向のものの次の諸症	あかはな（酒さ），しみ
体力中等度以上のものの次の諸症	感冒の初期（汗をかいていないもの），鼻かぜ，鼻炎，頭痛，肩こり，筋肉痛，手や肩の痛み
比較的体力があるものの次の諸症	鼻づまり，蓄膿症（副鼻腔炎），慢性鼻炎
体力中等度またはやや虚弱なものの次の諸症	四十肩，五十肩，寝ちがえ，肩こり
比較的体力があり，血色がよいものの次の諸症	小便がしぶって出にくいもの，痔疾（いぼ痔，痔痛，痔出血）
体力にかかわらず使用できる	背部に響く胸部・みぞおちの痛み，胸部の圧迫感
体力にかかわらず使用できる	背部に響く胸部・みぞおちの痛み，胸部の圧迫感
体力中等度以下で，吐き気・嘔吐が続き，みぞおちのつかえを感じるものの次の諸症	つわり，胃炎，胃腸虚弱
体力虚弱で，手足が冷え，薄い唾液が口にたまるものの次の諸症	頻尿，尿もれ，唾液分泌過多，鼻炎，しゃっくり，めまい

処方番号	処方名	ふりがな	生薬配合量
29	甘草湯	かんぞうとう	甘草 2〜8
30	甘草附子湯	かんぞうぶしとう	甘草 2〜3，加工ブシ 0.5〜2，白朮 2〜6，桂皮 3〜4
31	甘麦大棗湯	かんばくたいそうとう	甘草 3〜5，大棗 2.5〜6，小麦 14〜20
32	甘露飲	かんろいん	熟地黄 2〜3，乾地黄 2〜2.5，麦門冬 2〜3，枳実 1〜2.5，甘草 2〜2.5，茵陳蒿 2〜2.5，枇杷葉 2〜2.5，石斛 2〜2.5，黄芩 2〜3，天門冬 2〜3
33	桔梗湯	ききょうとう	桔梗 1〜4，甘草 2〜8
34	帰脾湯	きひとう	人参 2〜4，白朮 2〜4（蒼朮も可），茯苓 2〜4，酸棗仁 2〜4，竜眼肉 2〜4，黄耆 2〜4，当帰 2，遠志 1〜2，甘草 1，木香 1，大棗 1〜2，生姜 1〜1.5
34A	加味帰脾湯	かみきひとう	人参 3，白朮 3（蒼朮も可），茯苓 3，酸棗仁 3，竜眼肉 3，黄耆 2〜3，当帰 2，遠志 1〜2，柴胡 2.5〜3，山梔子 2〜2.5，甘草 1，木香 1，大棗 1〜2，生姜 1〜1.5，牡丹皮 2（牡丹皮はなくても可）
	加味四物湯	かみしもつとう	92A 参照
	加味逍遙散	かみしょうようさん	109A 参照
	加味逍遙散加川芎地黄（加味逍遙散合四物湯）	かみしょうようさんかせんきゅうじおう（かみしょうようさんごうしもつとう）	109B 参照
	加味平胃散	かみへいいさん	182A 参照
	帰耆建中湯	きぎけんちゅうとう	101B 参照
	枳縮二陳湯	きしゅくにちんとう	160A 参照
	芎帰膠艾湯	きゅうききょうがいとう	92B 参照
35	芎帰調血飲	きゅうきちょうけついん	当帰 2〜2.5，地黄 2〜2.5，川芎 2〜2.5，白朮 2〜2.5（蒼朮も可），茯苓 2〜2.5，陳皮 2〜2.5，烏薬 2〜2.5，大棗 1〜1.5，香附子 2〜2.5，甘草 1，牡丹皮 2〜2.5，益母草 1〜1.5，乾姜 1〜1.5，生姜 0.5〜1.5（生姜はなくても可）
35A	芎帰調血飲第一加減	きゅうきちょうけついんだいいちかげん	当帰 2，川芎 2，地黄 2，白朮 2（蒼朮も可），茯苓 2，陳皮 2，烏薬 2，香附子 2，牡丹皮 2，益母草 1.5，大棗 1.5，甘草 1，乾姜 1〜1.5，生姜 0.5〜1.5（生姜はなくても可），芍薬 1.5，桃仁 1.5，紅花 1.5，枳実 1.5，桂皮 1.5，牛膝 1.5，木香 1.5，延胡索 1.5
36	響声破笛丸	きょうせいはてきがん	連翹 2.5，桔梗 2.5，甘草 2.5，大黄 1，縮砂 1，川芎 1，訶子 1，阿仙薬 2，薄荷葉 4（大黄のない場合も可）
37	杏蘇散	きょうそさん	蘇葉 3，五味子 2，大腹皮 2，烏梅 2，杏仁 2，陳皮 1〜1.5，桔梗 1〜1.5，麻黄 1〜1.5，桑白皮 1〜1.5，阿膠 1〜1.5，甘草 1〜1.5，紫苑 1
38	苦参湯	くじんとう	苦参 6〜10（水 500〜600 mL で煮て 250〜300 mL とする）
39	駆風解毒散（湯）	くふうげどくさん（とう）	防風 3〜5，牛蒡子 3，連翹 5，荊芥 1.5，羗活 1.5，甘草 1.5，桔梗 3，石膏 5〜10
40	九味檳榔湯	くみびんろうとう	檳榔子 4，厚朴 3，桂皮 3，橘皮 3，蘇葉 1〜2，甘草 1，大黄 0.5〜1，木香 1，生姜 1（ヒネショウガを使用する場合 3）（大黄を去り，呉茱萸 1，茯苓 3 を加えても可）
41	荊芥連翹湯	けいがいれんぎょうとう	当帰 1.5，芍薬 1.5，川芎 1.5，地黄 1.5，黄連 1.5，黄芩 1.5，黄柏 1.5，山梔子 1.5，連翹 1.5，荊芥 1.5，防風 1.5，薄荷葉 1.5，枳殻（実）1.5，甘草 1〜1.5，白芷 1.5〜2.5，桔梗 1.5〜2.5，柴胡 1.5〜2.5（地黄，黄連，黄柏，薄荷葉のない場合も可）
42	鶏肝丸	けいかんがん	鶏肝 1 具をとりゆでて乾燥し，山薬末（鶏肝の乾燥した量の 2〜3 倍量を目安とする）を和しつつ細末とし糊丸とする

しばり	適用
体力にかかわらず使用できる	激しい咳，咽喉痛，口内炎，しわがれ声 外用：痔・脱肛の痛み
体力虚弱で，痛みを伴うものの次の諸症	関節の腫れや痛み，神経痛，感冒
体力中等度以下で，神経が過敏で，驚きやすく，時にあくびが出るものの次の諸症	不眠症，小児の夜泣き，ひきつけ
体力中等度以下のものの次の諸症	口内炎，舌のあれや痛み，歯周炎
体力にかかわらず使用でき，のどが腫れて痛み，時に咳が出るものの次の諸症	扁桃炎，扁桃周囲炎
体力中等度以下で，心身が疲れ，血色が悪いものの次の諸症	貧血，不眠症，神経症，精神不安
体力中等度以下で，心身が疲れ，血色が悪く，時に熱感を伴うものの次の諸症	貧血，不眠症，精神不安，神経症
体力中等度以下のものの次の諸症．ただし産後の場合は体力にかかわらず使用できる	月経不順，産後の神経症・体力低下
体力中等度以下のものの次の諸症．ただし産後の場合は体力にかかわらず使用できる	血の道症[注1]，月経不順，産後の体力低下
体力にかかわらず使用できる	しわがれ声，咽喉不快
体力中等度以下で，気分がすぐれず，汗がなく，時に顔がむくむものの次の諸症	咳，たん，気管支炎
外用	ただれ，あせも，かゆみ
体力にかかわらず使用でき，のどが腫れて痛むものの次の諸症	扁桃炎，扁桃周囲炎
体力中等度以上で，全身倦怠感があり，とくに下肢の倦怠感が著しいものの次の諸症	疲労倦怠感，更年期障害，動悸，息切れ，むくみ，神経症，胃腸炎，関節の腫れや痛み
体力中等度以上で，皮膚の色が浅黒く，時に手足の裏に脂汗をかきやすく腹壁が緊張しているものの次の諸症	蓄膿症（副鼻腔炎），慢性鼻炎，慢性扁桃炎，にきび
体力虚弱なものの次の症状	虚弱体質

処方番号	処方名	ふりがな	生薬配合量
43	桂姜棗草黄辛附湯	けいきょうそうそうおうしんぶとう	桂皮3，生姜1（ヒネショウガを使用する場合3），甘草2，大棗3〜3.5，麻黄2，細辛2，加工ブシ0.3〜1
	桂枝越婢湯	けいしえっぴとう	10B参照
44	桂枝加黄耆湯	けいしかおうぎとう	桂皮3〜4，芍薬3〜4，大棗3〜4，生姜1〜1.5（ヒネショウガを使用する場合3〜4），甘草2，黄耆2〜3
44A	黄耆桂枝五物湯	おうぎけいしごもつとう	黄耆3，芍薬3，桂皮3，生姜1.5〜2（ヒネショウガを使用する場合5〜6），大棗3〜4
45	桂枝加芍薬湯	けいしかしゃくやくとう	桂皮3〜4，芍薬6，大棗3〜4，生姜1〜1.5（ヒネショウガを使用する場合3〜4），甘草2
45A	桂枝加芍薬生姜人参湯	けいしかしゃくやくしょうきょうにんじんとう	桂皮2.4〜4，大棗2.4〜4，芍薬3.2〜6，生姜1〜2（ヒネショウガを使用する場合4〜5.5），甘草1.6〜2，人参2.4〜4.5
45B	桂枝加芍薬大黄湯	けいしかしゃくやくだいおうとう	桂皮3〜4，芍薬4〜6，大棗3〜4，生姜1〜1.5（ヒネショウガを使用する場合3〜4），甘草2，大黄1〜2
46	桂枝加朮附湯	けいしかじゅつぶとう	桂皮3〜4，芍薬3〜4，大棗3〜4，生姜1〜1.5（ヒネショウガを使用する場合3〜4），甘草2，蒼朮3〜4（白朮も可），加工ブシ0.5〜1
46A	桂枝加苓朮附湯	けいしかれいじゅつぶとう	桂皮3〜4，芍薬3〜4，大棗3〜4，生姜1〜1.5（ヒネショウガを使用する場合3〜4），甘草2，蒼朮3〜4（白朮も可），加工ブシ0.5〜1，茯苓4
47	桂枝加竜骨牡蛎湯	けいしかりゅうこつぼれいとう	桂皮3〜4，芍薬3〜4，大棗3〜4，生姜1〜1.5（ヒネショウガを使用する場合3〜4），甘草2，竜骨3，牡蛎3
48	桂枝芍薬知母湯	けいししゃくやくちもとう	桂皮3〜4，芍薬3〜4，甘草1.5〜2，麻黄2〜3，生姜1〜2（ヒネショウガを使用する場合3〜5），白朮4〜5（蒼朮も可），知母2〜4，防風3〜4，加工ブシ0.3〜1
49	桂枝湯	けいしとう	桂皮3〜4，芍薬3〜4，大棗3〜4，生姜1〜1.5（ヒネショウガを使用する場合3〜4），甘草2
49A	桂枝加葛根湯	けいしかかっこんとう	桂皮2.4〜4，芍薬2.4〜4，大棗2.4〜4，生姜1〜1.5（ヒネショウガを使用する場合2.4〜4），甘草1.6〜2，葛根3.2〜6
49B	桂枝加厚朴杏仁湯	けいしかこうぼくきょうにんとう	桂皮2.4〜4，芍薬2.4〜4，大棗2.4〜4，生姜1〜1.5（ヒネショウガを使用する場合3〜4），甘草1.6〜2，厚朴1〜4，杏仁1.6〜4
	桂枝二越婢一湯	けいしにえっぴいっとう/けいしにえっぴいちとう	10C参照
	桂枝二越婢一湯加朮附	けいしにえっぴいっとうかじゅつぶ/けいしにえっぴいちとうかじゅつぶ	10D参照
	桂枝人参湯	けいしにんじんとう	162A参照
50	桂枝茯苓丸	けいしぶくりょうがん	桂皮3〜4，茯苓4，牡丹皮3〜4，桃仁4，芍薬4
50A	桂枝茯苓丸料加薏苡仁	けいしぶくりょうがんりょうかよくいにん	桂皮3〜4，茯苓4，牡丹皮3〜4，桃仁4，芍薬4，薏苡仁10〜20
50B	甲字湯	こうじとう	桂皮3〜4，茯苓3〜4，牡丹皮3〜4，桃仁3〜4，芍薬3〜4，甘草1.5，生姜1〜1.5（ヒネショウガを使用する場合3）
51	啓脾湯	けいひとう	人参3，白朮3〜4（蒼朮も可），茯苓3〜4，蓮肉3，山薬3，山査子2，陳皮2，沢瀉2，大棗1，生姜1（ヒネショウガを使用する場合3），甘草1（大棗，生姜はなくても可）
52	荊防敗毒散	けいぼうはいどくさん	荊芥1.5〜2，防風1.5〜2，羌活1.5〜2，独活1.5〜2，柴胡1.5〜2，薄荷葉1.5〜2，連翹1.5〜2，桔梗1.5〜2，枳殻（または枳実）1.5〜2，川芎1.5〜2，前胡1.5〜2，金銀花1.5〜2，甘草1〜1.5，生姜1

しばり	適用
体力中等度以下で，寒気を訴えるものの次の諸症	感冒，気管支炎，関節の腫れや痛み，水様性鼻汁を伴う鼻炎，神経痛，腰痛，冷え症
体力虚弱のものの次の諸症	ねあせ，あせも，湿疹・皮膚炎
体力中等度以下のものの次の諸症	身体や四肢のしびれ，顔面・口腔内のしびれ，湿疹・皮膚炎
体力中等度以下で，腹部膨満感のあるものの次の諸症	しぶり腹*2，腹痛，下痢，便秘
体力虚弱なものの次の諸症	みぞおちのつかえ，腹痛，手足の痛み
体力中等度以下で，腹部膨満感，腹痛があり，便秘するものの次の諸症	便秘，しぶり腹*2
体力虚弱で，汗が出，手足が冷えてこわばり，時に尿量が少ないものの次の諸症	関節痛，神経痛
体力虚弱で，手足が冷えてこわばり，尿量が少なく，時に動悸，めまい，筋肉のびくつきがあるものの次の諸症	関節痛，神経痛
体力中等度以下で，疲れやすく，神経過敏で，興奮しやすいものの次の諸症	神経質，不眠症，小児夜泣き，夜尿症，眼精疲労，神経症
体力虚弱で，皮膚が乾燥し，四肢あるいは諸関節の腫れが慢性に経過して，痛むものの次の諸症	関節の腫れや痛み，関節炎，神経痛
体力虚弱で，汗が出るものの次の症状	かぜの初期
体力中等度以下で，汗が出て，肩こりや頭痛のあるものの次の症状	かぜの初期
体力虚弱のものの次の諸症	咳，気管支炎，気管支喘息
比較的体力があり，時に下腹部痛，肩こり，頭重，めまい，のぼせて足冷えなどを訴えるものの次の諸症	月経不順，月経異常，月経痛，更年期障害，血の道症*1，肩こり，めまい，頭重，打ち身（打撲症），しもやけ，しみ，湿疹・皮膚炎，にきび
比較的体力があり，時に下腹部痛，肩こり，頭重，めまい，のぼせて足冷えなどを訴えるものの次の諸症	にきび，しみ，手足のあれ（手足の湿疹・皮膚炎），月経不順，血の道症*1
比較的体力があり，時に下腹部痛，肩こり，頭重，めまい，のぼせて足冷えなどを訴えるものの次の諸症	月経不順，月経異常，月経痛，更年期障害，血の道症*1，肩こり，めまい，頭重，打ち身（打撲症），しもやけ，しみ
体力虚弱で，痩せて顔色が悪く，食欲がなく，下痢の傾向があるものの次の諸症	胃腸虚弱，慢性胃腸炎，消化不良，下痢
比較的体力があるものの次の諸症	急性化膿性皮膚疾患の初期，湿疹・皮膚炎

処方番号	処方名	ふりがな	生薬配合量
53	桂麻各半湯	けいまかくはんとう	桂皮 3.5，芍薬 2，生姜 0.5～1（ヒネショウガを使用する場合 2），甘草 2，麻黄 2，大棗 2，杏仁 2.5
54	鶏鳴散加茯苓	けいめいさんかぶくりょう	檳榔子 3～4，木瓜 3，橘皮 2～3，桔梗 2～3，茯苓 4～6，呉茱萸 1～1.5，蘇葉 1～2，生姜 1～1.5（ヒネショウガを使用する場合 3）
55	外台四物湯加味	げだいしもつとうかみ	桔梗 3，紫苑 1.5，甘草 2，麦門冬 9，人参 1.5，貝母 2.5，杏仁 4.5
56	堅中湯	けんちゅうとう	半夏 5，茯苓 5，桂皮 4，大棗 3，芍薬 3，乾姜 3（生姜 1 でも可），甘草 1～1.5
	甲字湯	こうじとう	50B 参照
	香砂平胃散	こうしゃへいいさん	182B 参照
57	香砂養胃湯	こうしゃよういとう	白朮 2.5～3，茯苓 2.5～3，蒼朮 2，厚朴 2～2.5，陳皮 2～2.5，香附子 2～2.5，白豆蔲 2（小豆蔲代用可），人参 1.5～2，木香 1.5，縮砂 1.5～2.5，甘草 1.5～2.5，大棗 1.5～2.5，生姜 0.7～1
	香砂六君子湯	こうしゃりっくんしとう	202B 参照
58	香蘇散	こうそさん	香附子 3.5～4.5，蘇葉 1～3，陳皮 2～3，甘草 1～1.5，生姜 1～2
59	厚朴生姜半夏人参甘草湯	こうぼくしょうきょうはんげにんじんかんぞうとう	厚朴 3，ヒネショウガ 3（生姜を使用する場合 1），半夏 4，人参 1.5，甘草 2.5
	杞菊地黄丸	こきくじおうがん	166A 参照
	五虎湯	ごことう	194A 参照
60	牛膝散	ごしつさん	牛膝 3，桂皮 3，芍薬 3，桃仁 3，当帰 3，牡丹皮 3，延胡索 3，木香 1
61	五積散	ごしゃくさん	茯苓 2～3，蒼朮 2～3（白朮も可），陳皮 2～3，半夏 2～3，当帰 1.2～3，芍薬 1～3，川芎 1～3，厚朴 1～3，白芷 1～3，枳殻（実）1～3，桔梗 1～3，乾姜 1～1.5，生姜 0.3～0.6（ヒネショウガを使用する場合 1～2），桂皮 1～1.5，麻黄 1～2.5，大棗 1～2，甘草 1～1.2，香附子 1.2（生姜，香附子のない場合も可）
	牛車腎気丸	ごしゃじんきがん	166B 参照
62	呉茱萸湯	ごしゅゆとう	呉茱萸 3～4，大棗 2～4，人参 2～3，生姜 1～2（ヒネショウガを使用する場合 4～6）
63	五物解毒散	ごもつげどくさん	川芎 5，金銀花 2，十薬 2，大黄 1，荊芥 1.5
64	五淋散	ごりんさん	茯苓 5～6，当帰 3，黄芩 3，甘草 3，芍薬 1～2，山梔子 1～2，地黄 3，沢瀉 3，木通 3，滑石 3，車前子 3（地黄以下のない場合も可）
65	五苓散	ごれいさん	沢瀉 4～6，猪苓 3～4.5，茯苓 3～4.5，蒼朮 3～4.5（白朮も可），桂皮 2～3
65A	茵蔯五苓散	いんちんごれいさん	沢瀉 4.5～6，茯苓 3～4.5，猪苓 3～4.5，蒼朮 3～4.5（白朮も可），桂皮 2～3，茵蔯蒿 3～4
65B	四苓湯	しれいとう	沢瀉 4，茯苓 4，蒼朮 4（白朮も可），猪苓 4
66	柴葛解肌湯	さいかつげきとう	柴胡 3～5，葛根 2.5～4，麻黄 2～3，桂皮 2～3，黄芩 2～3，芍薬 2～3，半夏 2～4，生姜 1（ヒネショウガを使用する場合 1～2），甘草 1～2，石膏 4～8
66A	柴葛湯加川芎辛夷	さいかつとうかせんきゅうしんい	柴胡 6，半夏 3.5，黄芩 3，桂皮 5，芍薬 3，葛根 6，麻黄 2，竹節人参 2，甘草 1，大棗 1.2，生姜 2.5，川芎 3，辛夷 2
	柴陥湯	さいかんとう	102A 参照

しばり	適用
体力中等度またはやや虚弱なものの次の諸症	感冒，咳，かゆみ
体力中等度のものの次の諸症	下肢の倦怠感，ふくらはぎの緊張・圧痛
体力にかかわらず使用できる	のどが痛くて声が出ない感冒
体力虚弱で，時に胃部に水がたまる感じのするものの次の諸症	慢性胃炎，腹痛
体力虚弱のものの次の諸症	胃弱，胃腸虚弱，慢性胃腸炎，食欲不振
体力虚弱で，神経過敏で気分がすぐれず胃腸の弱いものの次の諸症	かぜの初期，血の道症*¹
体力虚弱で，腹部膨満感のあるものの次の諸症	胃腸虚弱，嘔吐
比較的体力があるものの次の諸症	月経困難，月経不順，月経痛
体力中等度またはやや虚弱で，冷えがあるものの次の諸症	胃腸炎，腰痛，神経痛，関節痛，月経痛，頭痛，更年期障害，感冒
体力中等度以下で，手足が冷えて肩がこり，時にみぞおちが膨満するものの次の諸症	頭痛，頭痛に伴う吐き気・嘔吐，しゃっくり
体力中等度以上のものの次の諸症	かゆみ，湿疹・皮膚炎
体力中等度のものの次の諸症	頻尿，排尿痛，残尿感，尿のにごり
体力にかかわらず使用でき，のどが渇いて尿量が少ないもので，めまい，吐き気，嘔吐，腹痛，頭痛，むくみなどのいずれかを伴うものの次の諸症	水様性下痢，急性胃腸炎（しぶり腹*²のものには使用しないこと），暑気あたり，頭痛，むくみ，二日酔
体力中等度以上を目安として，のどが渇いて，尿量が少ないものの次の諸症	嘔吐，じんましん，二日酔，むくみ
体力にかかわらず使用でき，のどが渇いて水を飲んでも尿量が少なく，吐き気，嘔吐，腹痛，むくみなどのいずれかを伴うものの次の諸症	暑気あたり，急性胃腸炎，むくみ
体力中等度以上で，激しい感冒様症状を示すものの次の諸症	発熱，悪寒，頭痛，四肢の痛み，口渇，不眠，鼻腔乾燥，食欲不振，吐き気，全身倦怠
体力中等度以上のものの次の諸症	慢性に経過した鼻炎，蓄膿症（副鼻腔炎）

処方 番号	処方名	ふりがな	生薬配合量
67	柴梗半夏湯	さいきょうはんげとう	柴胡 4，半夏 4，桔梗 2〜3，杏仁 2〜3，栝楼仁 2〜3，黄芩 2.5，大棗 2.5，枳実 1.5〜2，青皮 1.5〜2，甘草 1〜1.5，生姜 1.5（ヒネショウガを使用する場合 2.5）
68	柴胡加竜骨牡蛎湯	さいこかりゅうこつぼれいとう	柴胡 5，半夏 4，茯苓 3，桂皮 3，大棗 2.5，人参 2.5，竜骨 2.5，牡蛎 2.5，生姜 0.5〜1，大黄 1，黄芩 2.5，甘草 2 以内（大黄，黄芩，甘草のない場合も可）
69	柴胡枳桔湯	さいこききつとう	柴胡 4〜5，半夏 4〜5，生姜 1（ヒネショウガを使用する場合 3），黄芩 3，栝楼仁 3，桔梗 3，甘草 1〜2，枳実 1.5〜2
70	柴胡桂枝乾姜湯	さいこけいしかんきょうとう	柴胡 6〜8，桂皮 3，栝楼根 3〜4，黄芩 3，牡蛎 3，乾姜 2，甘草 2
71	柴胡桂枝湯	さいこけいしとう	柴胡 4〜5，半夏 4，桂皮 1.5〜2.5，芍薬 1.5〜2.5，黄芩 1.5〜2，人参 1.5〜2，大棗 1.5〜2，甘草 1〜1.5，生姜 1（ヒネショウガを使用する場合 2）
72	柴胡清肝湯	さいこせいかんとう	散：柴胡 2，当帰 1.5〜2.5，芍薬 1.5〜2.5，川芎 1.5〜2.5，地黄 1.5〜2.5，黄連 1.5，黄芩 1.5，黄柏 1.5，山梔子 1.5，連翹 1.5〜2.5，桔梗 1.5〜2.5，牛蒡子 1.5〜2.5，栝楼根 1.5〜2.5，薄荷葉 1.5〜2.5，甘草 1.5〜2.5 湯：柴胡 2，当帰 1.5，芍薬 1.5，川芎 1.5，地黄 1.5，黄連 1.5，黄芩 1.5，黄柏 1.5，山梔子 1.5，連翹 1.5，桔梗 1.5，牛蒡子 1.5，栝楼根 1.5，薄荷葉 1.5，甘草 1.5
	柴胡疎肝湯	さいこそかんとう	82B 参照
	柴芍六君子湯	さいしゃくりっくんしとう	202C 参照
	柴蘇飲	さいそいん	102B 参照
73	柴朴湯	さいぼくとう	柴胡 7，半夏 5〜8，生姜 1〜2（ヒネショウガを使用する場合 3〜4），黄芩 3，大棗 3，人参 3，甘草 2，茯苓 4〜5，厚朴 3，蘇葉 2〜3
74	柴苓湯	さいれいとう	柴胡 4〜7，半夏 4〜5，生姜 1（ヒネショウガを使用する場合 3〜4），黄芩 2.5〜3，大棗 2.5〜3，人参 2.5〜3，甘草 2〜2.5，沢瀉 4〜6，猪苓 2.5〜4.5，茯苓 2.5〜4.5，白朮 2.5〜4.5（蒼朮も可），桂皮 2〜3
75	左突膏	さとつこう	松脂 800，黄蝋 220，豚脂 58，ゴマ油 1,000
76	三黄瀉心湯	さんおうしゃしんとう	大黄 1〜5，黄芩 1〜4，黄連 1〜4
76A	三黄散	さんおうさん	大黄 1〜2，黄芩 1，黄連 1
77	酸棗仁湯	さんそうにんとう	酸棗仁 10〜18，知母 2〜3，川芎 2〜3，茯苓 2〜5，甘草 1
78	三物黄芩湯	さんもつおうごんとう	黄芩 1.5〜3，苦参 3，地黄 6
79	滋陰降火湯	じいんこうかとう	当帰 2.5，芍薬 2.5，地黄 2.5，天門冬 2.5，麦門冬 2.5，陳皮 2.5，白朮あるいは蒼朮 3，知母 1〜1.5，黄柏 1〜1.5，甘草 1〜1.5，大棗 1，生姜 1（大棗，生姜はなくても可）
80	滋陰至宝湯	じいんしほうとう	当帰 2〜3，芍薬 2〜3，白朮あるいは蒼朮 2〜3，茯苓 2〜3，陳皮 2〜3，柴胡 1〜3，知母 2〜3，香附子 2〜3，地骨皮 2〜3，麦門冬 2〜3，貝母 1〜2，薄荷葉 1，甘草 1
81	紫雲膏	しうんこう	紫根 100〜120，当帰 60〜100，豚脂 20〜30，黄蝋 300〜400，ゴマ油 1,000

しばり	適用
体力中等度以上で，かぜがこじれたものの次の症状	腹に響く強度の咳
体力中等度以上で，精神不安があって，動悸，不眠，便秘などを伴うものの次の諸症	高血圧の随伴症状（動悸，不安，不眠），神経症，更年期神経症，小児夜泣き，便秘
体力中等度以上のものの次の諸症	咳，たん
体力中等度以下で，冷え症，貧血ぎみ，神経過敏で，動悸，息切れ，時にねあせ，頭部の発汗，口の乾きがあるものの次の諸症	更年期障害，血の道症*1，不眠症，神経症，動悸，息切れ，かぜの後期の症状，気管支炎
体力中等度またはやや虚弱で，多くは腹痛を伴い，時に微熱・寒気・頭痛・吐き気などのあるものの次の諸症	胃腸炎，かぜの中期から後期の症状
体力中等度で，疳の強い傾向（神経過敏）にあるものの次の諸症	神経症，慢性扁桃炎，湿疹・皮膚炎，虚弱児の体質改善
体力中等度で，気分がふさいで，咽喉，食道部に異物感があり，かぜをひきやすく，時に動悸，めまい，嘔気などを伴うものの次の諸症	小児喘息，気管支喘息，気管支炎，咳，不安神経症，虚弱体質
体力中等度で，のどが渇いて尿量が少なく，時に吐き気，食欲不振，むくみなどを伴うものの次の諸症	水様性下痢，急性胃腸炎，暑気あたり，むくみ
外用	化膿性の腫れもの
体力中等度以上で，のぼせぎみで顔面紅潮し，精神不安，みぞおちのつかえ，便秘傾向などのあるものの次の諸症	高血圧の随伴症状（のぼせ，肩こり，耳鳴り，頭重，不眠，不安），鼻血，痔出血，便秘，更年期障害，血の道症*1
体力中等度以上で，のぼせぎみで顔面紅潮し，精神不安，みぞおちのつかえ，便秘傾向などのあるものの次の諸症	高血圧の随伴症状（のぼせ，肩こり，耳鳴り，頭重，不眠，不安），鼻血，痔出血，便秘，更年期障害，血の道症*1
体力中等度以下で，心身が疲れ，精神不安，不眠などがあるものの次の諸症	不眠症，神経症
体力中等度またはやや虚弱で，手足のほてりがあるものの次の諸症	湿疹・皮膚炎，手足のあれ（手足の湿疹・皮膚炎），不眠
体力虚弱で，のどにうるおいがなく，たんが切れにくくて咳き込み，皮膚が浅黒く乾燥し，便秘傾向のあるものの次の諸症	気管支炎，咳
体力虚弱のものの次の諸症	慢性の咳，たん，気管支炎
外用	ひび，あかぎれ，しもやけ，魚の目，あせも，ただれ，外傷，火傷，痔核による疼痛，肛門裂傷，湿疹・皮膚炎

処方番号	処方名	ふりがな	生薬配合量
82	四逆散	しぎゃくさん	柴胡 2〜5，芍薬 2〜4，枳実 2，甘草 1〜2
82A	解労散	かいろうさん	芍薬 4〜6，柴胡 4〜6，土別甲 2〜4，枳実 2〜4，甘草 1.5〜3，茯苓 2〜3，生姜 1（ヒネショウガを使用する場合 2〜3），大棗 2〜3
82B	柴胡疎肝湯	さいこそかんとう	柴胡 4〜6，芍薬 3〜4，枳実 2〜3，甘草 2〜3，香附子 3〜4，川芎 3，青皮 2
83	四逆湯	しぎゃくとう	甘草 2〜4.8，乾姜 1.5〜3.6，加工ブシ 0.3〜2.4
83A	四逆加人参湯	しぎゃくかにんじんとう	甘草 2〜4.8，乾姜 1.5〜3.6，加工ブシ 0.5〜2.4，人参 1〜3
84	四君子湯	しくんしとう	人参 3〜4，白朮 3〜4（蒼朮も可），茯苓 4，甘草 1〜2，生姜 0.5〜1，大棗 1〜2
85	滋血潤腸湯	じけつじゅんちょうとう	当帰 4，地黄 4，桃仁 4，芍薬 3，枳実 2〜3，韮 2〜3，大黄 1〜3，紅花 1
86	紫根牡蛎湯	しこんぼれいとう	当帰 4〜5，芍薬 3，川芎 3，大黄 0.5〜2，升麻 1〜2，牡蛎 3〜4，黄耆 2，紫根 3〜4，甘草 1〜2，忍冬 1.5〜2
87	梔子豉湯	ししとう	山梔子 1.4〜3.2，香豉 2〜9.5
88	梔子柏皮湯	ししはくひとう	山梔子 1.5〜4.8，甘草 1〜2，黄柏 2〜4
89	滋腎通耳湯	じじんつうじとう	当帰 2.5〜3，川芎 2.5〜3，芍薬 2.5〜3，知母 2.5〜3，地黄 2.5〜3，黄柏 2.5〜3，白芷 2.5〜3，黄芩 2.5〜3，柴胡 2.5〜3，香附子 2.5〜3
90	滋腎明目湯	じじんめいもくとう	当帰 3〜4，川芎 3〜4，熟地黄 3〜4，乾地黄 3〜4，芍薬 3〜4，桔梗 1.5〜2，人参 1.5〜2，山梔子 1.5〜2，黄連 1.5〜2，白芷 1.5〜2，蔓荊子 1.5〜2，菊花 1.5〜2，甘草 1.5〜2，細茶 1.5，燈心草 1〜1.5（燈心草のない場合も可）
	七物降下湯	しちもつこうかとう	92C 参照
91	柿蒂湯	していとう	丁子 1〜1.5，柿蒂 5，ヒネショウガ 4（生姜を使用する場合 1）
92	四物湯	しもつとう	当帰 3〜5，芍薬 3〜5，川芎 3〜5，地黄 3〜5
92A	加味四物湯	かみしもつとう	当帰 2.5〜3，川芎 2〜3，芍薬 2〜3，地黄 3〜8，蒼朮 3（白朮 2.5 も可），麦門冬 2.5〜5，人参 1.5〜2.5，牛膝 1〜2.5，黄柏 1.5〜2.5，五味子 1〜1.5，黄連 1.5，知母 1〜1.5，杜仲 1.5〜2
92B	芎帰膠艾湯	きゅうききょうがいとう	川芎 3，甘草 3，艾葉 3，当帰 4〜4.5，芍薬 4〜4.5，地黄 5〜6，阿膠 3
92C	七物降下湯	しちもつこうかとう	当帰 3〜5，芍薬 3〜5，川芎 3〜5，地黄 3〜5，釣藤鈎 3〜4，黄耆 2〜3，黄柏 2
92D	当帰飲子	とうきいんし	当帰 5，芍薬 3，川芎 3，蒺藜子 3，防風 3，地黄 4，荊芥 1.5，黄耆 1.5，何首烏 2，甘草 1
93	炙甘草湯	しゃかんぞうとう	炙甘草 3〜4，生姜 0.8〜1（ヒネショウガを使用する場合 3），桂皮 3，麻子仁 3〜4，大棗 3〜7.5，人参 2〜3，地黄 4〜6，麦門冬 5〜6，阿膠 2〜3
94	芍薬甘草湯	しゃくやくかんぞうとう	芍薬 3〜8，甘草 3〜8
94A	芍薬甘草附子湯	しゃくやくかんぞうぶしとう	芍薬 3〜10，甘草 3〜8，加工ブシ 0.3〜1.6
95	鷓鴣菜湯（三味鷓鴣菜湯）	しゃこさいとう（さんみしゃこさいとう）	海人草 3〜5，大黄 1〜1.5，甘草 1〜2
96	蛇床子湯	じゃしょうしとう	蛇床子 10，当帰 10，威霊仙 10，苦参 10（水 1,000 mL を加えて濃縮し 700 mL とする）

しばり	適用
体力中等度以上で，胸腹部に重苦しさがあり，時に不安，不眠などがあるものの次の諸症	胃炎，胃痛，腹痛，神経症
体力中等度またはやや虚弱で，胸腹部に重苦しさがあり，時に背中に痛みがあるものの次の諸症	慢性の発熱，腹痛，胃痛
体力中等度で，胸腹部に重苦しさがあり，時に頭痛や肩背がこわばるものの次の諸症	腹痛，側胸部痛，神経痛
体力虚弱あるいは体力が消耗し，手足が冷えるものの次の諸症	感冒，急・慢性胃腸炎，下痢，吐き気
体力虚弱あるいは体力が消耗し，貧血ぎみで手足が冷えるものの次の諸症	感冒，急・慢性胃腸炎，下痢，吐き気，貧血
体力虚弱で，やせて顔色が悪く，食欲がなく，疲れやすいものの次の諸症	胃腸虚弱，慢性胃炎，胃のもたれ，嘔吐，下痢，夜尿症
体力中等度以下で，皮膚にうるおいがないものの次の諸症	便秘，のぼせ，肩こり
体力中等度以下のもので，消耗性疾患などに伴う次の諸症	乳腺の痛み，痔の痛み，湿疹・皮膚炎，貧血，疲労倦怠
体力中等度以下で，胸がふさがり苦しく，熱感があるものの次の諸症	不眠，口内炎，舌炎，咽喉炎，湿疹・皮膚炎
体力中等度で，冷えはなく，時にかゆみがあるものの次の諸症	湿疹・皮膚炎，かゆみ，目の充血
体力虚弱のものの次の諸症	耳鳴り，聴力低下，めまい
体力虚弱のものの次の諸症	目のかすみ，目の疲れ，目の痛み
体力にかかわらず使用できる	しゃっくり
体力虚弱で，冷え症で皮膚が乾燥，色つやの悪い体質で胃腸障害のないものの次の諸症	月経不順，月経異常，更年期障害，血の道症*1，冷え症，しもやけ，しみ，貧血，産後あるいは流産後の疲労回復
体力虚弱で，血色がすぐれないものの次の諸症	下肢の筋力低下，神経痛，関節の腫れや痛み
体力中等度以下で，冷え症で，出血傾向があり胃腸障害のないものの次の諸症	痔出血，貧血，月経異常・月経過多・不正出血，皮下出血
体力中等度以下で，顔色が悪くて疲れやすく，胃腸障害のないものの次の諸症	高血圧に伴う随伴症状（のぼせ，肩こり，耳鳴り，頭重）
体力中等度以下で，冷え症で，皮膚が乾燥するものの次の諸症	湿疹・皮膚炎（分泌物の少ないもの），かゆみ
体力中等度以下で，疲れやすく，時に手足のほてりなどがあるものの次の諸症	動悸，息切れ，脈の乱れ
体力にかかわらず使用でき，筋肉の急激なけいれんを伴う痛みのあるものの次の諸症	こむらがえり，筋肉のけいれん，腹痛，腰痛
体力中等度以下で，冷えを伴うものの次の諸症	こむらがえり，筋肉のけいれん，胃痛，腹痛，腰痛，神経痛
体力にかかわらず使用できる	回虫の駆除
外用	ただれ，かゆみ，たむし

処方番号	処方名	ふりがな	生薬配合量
97	十全大補湯	じゅうぜんたいほとう	人参 2.5～3, 黄耆 2.5～3, 白朮 3～4（蒼朮も可）, 茯苓 3～4, 当帰 3～4, 芍薬 3, 地黄 3～4, 川芎 3, 桂皮 3, 甘草 1～2
98	十味敗毒湯	じゅうみはいどくとう	柴胡 2.5～3.5, 桜皮（樸樕）2.5～3.5, 桔梗 2.5～3.5, 川芎 2.5～3.5, 茯苓 2.5～4, 独活 1.5～3, 防風 1.5～3.5, 甘草 1～2, 生姜 1～1.5（ヒネショウガを使用する場合 3）, 荊芥 1～2, 連翹 2～3（連翹のない場合も可）
99	潤腸湯	じゅんちょうとう	当帰 3～4, 熟地黄・乾地黄各 3～4（または地黄 6）, 麻子仁 2, 桃仁 2, 杏仁 2, 枳実 0.5～2, 黄芩 2, 厚朴 2, 大黄 1～3, 甘草 1～1.5
100	蒸眼一方	じょうがんいっぽう	白礬（明礬）2, 甘草 2, 黄連 2, 黄柏 2, 紅花 2（水 300 mL を加えて煎じて 200 mL とする）
101	小建中湯	しょうけんちゅうとう	桂皮 3～4, 生姜 1～1.5（ヒネショウガを使用する場合 3～4）, 大棗 3～4, 芍薬 6, 甘草 2～3, 膠飴 20（マルツエキス, 滋養糖可, 水飴の場合 40）
101A	黄耆建中湯	おうぎけんちゅうとう	桂皮 3～4, 生姜 1～2（ヒネショウガを使用する場合 3～4）, 大棗 3～4, 芍薬 6, 甘草 2～3, 黄耆 1.5～4, 膠飴 20（膠飴はなくても可）
101B	帰耆建中湯	きぎけんちゅうとう	当帰 3～4, 桂皮 3～4, 生姜 1～1.5（ヒネショウガを使用する場合 2～4）, 大棗 3～4, 芍薬 5～6, 甘草 2～3, 黄耆 2～4, 膠飴 20（膠飴はなくても可）
101C	当帰建中湯	とうきけんちゅうとう	当帰 4, 桂皮 3～4, 生姜 1～1.5（ヒネショウガを使用する場合 4）, 大棗 3～4, 芍薬 5～7.5, 甘草 2～2.5, 膠飴 20（膠飴はなくても可）
	生姜瀉心湯	しょうきょうしゃしんとう	170B 参照
102	小柴胡湯	しょうさいことう	柴胡 5～8, 半夏 3.5～8, 生姜 1～2（ヒネショウガを使用する場合 3～4）, 黄芩 2.5～3, 大棗 2.5～3, 人参 2.5～3, 甘草 1～3
102A	柴陥湯	さいかんとう	柴胡 5～8, 半夏 5～8, 黄芩 3, 大棗 3, 人参 2～3, 甘草 1.5～3, 生姜 1～1.5（ヒネショウガを使用する場合 3～4）, 栝楼仁 3, 黄連 1～1.5
102B	柴蘇飲	さいそいん	柴胡 5, 半夏 5, 黄芩 3, 人参 3, 大棗 3, 香附子 4, 蘇葉 1.5～3, 甘草 1.5, 陳皮 2, 生姜 1
102C	小柴胡湯加桔梗石膏	しょうさいことうかききょうせっこう	柴胡 7, 半夏 5, 生姜 1～1.5（ヒネショウガを使用する場合 4）, 黄芩 3, 大棗 3, 人参 3, 甘草 2, 桔梗 3, 石膏 10
102D	清肌安蛔湯	せいきあんかいとう	柴胡 6～7, 半夏 5～6, 生姜 1～1.5（ヒネショウガを使用する場合 3～4）, 人参 3, 黄芩 3, 甘草 2, 海人草 3, 麦門冬 3
103	小承気湯	しょうじょうきとう	大黄 2～4, 枳実 2～4, 厚朴 2～3
104	小青竜湯	しょうせいりゅうとう	麻黄 2～3.5, 芍薬 2～3.5, 乾姜 2～3.5, 甘草 2～3.5, 桂皮 2～3.5, 細辛 2～3.5, 五味子 1～3, 半夏 3～8
104A	小青竜湯加杏仁石膏（小青竜湯合麻杏甘石湯）	しょうせいりゅうとうかきょうにんせっこう（しょうせいりゅうとうごうまきょうかんせきとう）	麻黄 2～4, 芍薬 2～3, 乾姜 2～3, 甘草 2～3, 桂皮 2～3, 細辛 2～3, 五味子 1.5～3, 半夏 3～6, 杏仁 4, 石膏 5～10
104B	小青竜湯加石膏	しょうせいりゅうとうかせっこう	麻黄 3, 芍薬 3, 乾姜 2～3, 甘草 2～3, 桂皮 3, 細辛 2～3, 五味子 2～3, 半夏 6～8, 石膏 2～5
	小続命湯	しょうぞくめいとう	133A 参照
105	椒梅湯	しょうばいとう	烏梅 2, 山椒 2, 檳榔子 2, 枳実 2, 木香 2, 縮砂 2, 香附子 2, 桂皮 2, 川楝子 2, 厚朴 2, 甘草 2, 乾姜 2
106	小半夏加茯苓湯	しょうはんげかぶくりょうとう	半夏 5～8, ヒネショウガ 5～8（生姜を用いる場合 1.5～3）, 茯苓 3～8

しばり	適用
体力虚弱のものの次の諸症	病後・術後の体力低下，疲労倦怠，食欲不振，ねあせ，手足の冷え，貧血
体力中等度のものの皮膚疾患で，発赤があり，時に化膿するものの次の諸症	化膿性皮膚疾患・急性皮膚疾患の初期，じんましん，湿疹・皮膚炎，水虫
体力中等度またはやや虚弱で，時に皮膚乾燥などがあるものの次の症状	便秘
外用	ものもらい，ただれ目，はやり目
体力虚弱で，疲労しやすく腹痛があり，血色がすぐれず，時に動悸，手足のほてり，冷え，ねあせ，鼻血，頻尿および多尿などを伴うものの次の諸症	小児虚弱体質，疲労倦怠，慢性胃腸炎，腹痛，神経質，小児夜尿症，夜泣き
体力虚弱で，疲労しやすいものの次の諸症	虚弱体質，病後の衰弱，ねあせ，湿疹・皮膚炎，皮膚のただれ，腹痛，冷え症
体力虚弱で，疲労しやすいものの次の諸症	虚弱体質，病後・術後の衰弱，ねあせ，湿疹・皮膚炎，化膿性皮膚疾患
体力虚弱で，疲労しやすく血色のすぐれないものの次の諸症	月経痛，月経困難症，月経不順，腹痛，下腹部痛，腰痛，痔，脱肛の痛み，病後・術後の体力低下
体力中等度で，時に脇腹（腹）からみぞおちあたりにかけて苦しく，食欲不振や口の苦味があり，舌に白苔がつくものの次の諸症	食欲不振，吐き気，胃炎，胃痛，胃腸虚弱，疲労感，かぜの後期の諸症状
体力中等度以上で，時に脇腹（腹）からみぞおちあたりにかけて苦しく，食欲不振で口が苦く，舌に白苔がつき，強い咳が出てたんが切れにくく，時に胸痛があるものの次の諸症	咳，胸痛，気管支炎
体力中等度で，時に胸脇（腹）からみぞおちあたりにかけて苦しく，やや神経質で気鬱傾向を認めるものの次の諸症	耳鳴り，耳閉感
比較的体力があり，時に脇腹（腹）からみぞおちあたりにかけて苦しく，食欲不振や口の苦味があり，舌に白苔がつき，のどが腫れて痛むものの次の諸症	のどの痛み，扁桃炎，扁桃周囲炎
体力中等度で，時に脇腹（腹）からみぞおちあたりにかけて苦しく，食欲不振や口の苦味があり，舌に白苔がつくものの次の症状	回虫の駆除
比較的体力があり，腹部が張って膨満し，時に発熱するものの次の症状	便秘
体力中等度またはやや虚弱で，薄い水様の痰を伴う咳や鼻水が出るものの次の諸症	気管支炎，気管支喘息，鼻炎，アレルギー性鼻炎，むくみ，感冒，花粉症
体力中等度で，咳が出て，のどの渇きがあるものの次の諸症	気管支喘息，小児喘息，咳
体力中等度で，薄い水様の痰を伴う咳や鼻水が出て，のどの渇きがあるものの次の諸症	気管支炎，気管支喘息，鼻炎，アレルギー性鼻炎，むくみ，感冒
体力にかかわらず使用できる	回虫の駆除
体力にかかわらず使用でき，悪心があり，時に嘔吐するものの次の諸症	つわり，嘔吐，悪心，胃炎

処方番号	処方名	ふりがな	生薬配合量
107	消風散	しょうふうさん	当帰 3, 知母 1〜2, 地黄 3, 胡麻 1〜1.5, 石膏 3〜5, 蝉退 1〜1.5, 防風 2, 苦参 1〜1.5, 蒼朮 2〜3（白朮も可）, 荊芥 1〜2, 木通 2〜5, 甘草 1〜1.5, 牛蒡子 2
108	升麻葛根湯	しょうまかっこんとう	葛根 5〜6, 升麻 1〜3, 生姜 0.5〜1（ヒネショウガを使用する場合 2〜3）, 芍薬 3, 甘草 1.5〜3
109	逍遙散 （八味逍遙散）	しょうようさん （はちみしょうようさん）	当帰 3〜4.5, 芍薬 3〜4.5, 柴胡 3〜4.5, 白朮 3〜4.5（蒼朮も可）, 茯苓 3〜4.5, 甘草 1.5〜3, 生姜 0.5〜1, 薄荷葉 1〜2.1
109A	加味逍遙散	かみしょうようさん	当帰 3, 芍薬 3, 白朮 3（蒼朮も可）, 茯苓 3, 柴胡 3, 牡丹皮 2, 山梔子 2, 甘草 1.5〜2, 生姜 1, 薄荷葉 1
109B	加味逍遙散加川芎地黄 （加味逍遙散合四物湯）	かみしょうようさんかせんきゅうじおう （かみしょうようさんごうしもつとう）	当帰 3〜4, 芍薬 3〜4, 白朮 3（蒼朮も可）, 茯苓 3, 柴胡 3, 川芎 3〜4, 地黄 3〜4, 甘草 1.5〜2, 牡丹皮 2, 山梔子 2, 生姜 1〜2, 薄荷葉 1
	四苓湯	しれいとう	65B 参照
110	辛夷清肺湯	しんいせいはいとう	辛夷 2〜3, 知母 3, 百合 3, 黄芩 3, 山梔子 1.5〜3, 麦門冬 5〜6, 石膏 5〜6, 升麻 1〜1.5, 枇杷葉 1〜3
111	秦艽羌活湯	じんぎょうきょうかつとう	秦艽 3, 羌活 5, 黄耆 3, 防風 2, 升麻 1.5, 甘草 1.5, 麻黄 1.5, 柴胡 1.5, 藁本 0.5, 細辛 0.5, 紅花 0.5
112	秦艽防風湯	じんぎょうぼうふうとう	秦艽 2, 沢瀉 2, 陳皮 2, 柴胡 2, 防風 2, 当帰 3, 蒼朮 3, 甘草 1, 黄柏 1, 升麻 1, 大黄 1, 桃仁 1, 紅花 1
113	神仙太乙膏	しんせんたいつこう	当帰 1, 桂皮 1, 大黄 1, 芍薬 1, 地黄 1, 玄参 1, 白芷 1, ゴマ油 30〜48, 黄蝋 12〜48
114	参蘇飲	じんそいん	蘇葉 1〜3, 枳実 1〜3, 桔梗 2〜3, 陳皮 2〜3, 葛根 2〜6, 前胡 2〜6, 半夏 3, 茯苓 3, 人参 1.5〜2, 大棗 1.5〜2, 生姜 0.5〜1（ヒネショウガを使用する場合 1.5〜3, 生姜のかわりに乾姜も可）, 木香 1〜1.5, 甘草 1〜2（木香はなくても可）
115	神秘湯	しんぴとう	麻黄 3〜5, 杏仁 4, 厚朴 3, 陳皮 2〜3, 甘草 2, 柴胡 2〜4, 蘇葉 1.5〜3
116	真武湯	しんぶとう	茯苓 3〜5, 芍薬 3〜3.6, 白朮 2〜3（蒼朮も可）, 生姜 1（ヒネショウガを使用する場合 2〜3.6）, 加工ブシ 0.3〜1.5
117	参苓白朮散	じんれいびゃくじゅつさん	人参 1.5〜3, 山薬 1.2〜4, 白朮 1.5〜4, 茯苓 1.5〜4, 薏苡仁 0.8〜8, 扁豆 1〜4, 蓮肉 0.8〜4, 桔梗 0.8〜2.5, 縮砂 0.8〜2, 甘草 0.8〜2
	清肌安蛔湯	せいきあんかいとう	102D 参照
118	清湿化痰湯	せいしつけたんとう	天南星 3, 黄芩 3, 生姜 1（ヒネショウガを使用する場合 3）, 半夏 3〜4, 茯苓 3〜4, 蒼朮 3〜4（白朮も可）, 陳皮 2〜3, 羌活 1.5〜3, 白芷 1.5〜3, 白芥子 1.5〜3, 甘草 1〜1.5
119	清上蠲痛湯 （駆風触痛湯）	せいじょうけんつうとう （くふうしょくつうとう）	麦門冬 2.5〜6, 黄芩 3〜5, 羌活 2.5〜3, 独活 2.5〜3, 防風 2.5〜3, 蒼朮 2.5〜3（白朮も可）, 当帰 2.5〜3, 川芎 2.5〜3, 白芷 2.5〜3, 蔓荊子 1.5〜2, 細辛 1, 甘草 1, 藁本 1.5, 菊花 1.5〜2, 生姜 0.5〜1（ヒネショウガを使用する場合 1.5〜2.5）（藁本, 菊花, 生姜はなくても可）
120	清上防風湯	せいじょうぼうふうとう	荊芥 1〜1.5, 黄連 1〜1.5, 薄荷葉 1〜1.5, 枳実 1〜1.5, 甘草 1〜1.5, 山梔子 1.5〜3, 川芎 2〜3, 黄芩 2〜3, 連翹 2.5〜3, 白芷 2.5〜3, 桔梗 2.5〜3, 防風 2.5〜3
121	清暑益気湯	せいしょえっきとう	人参 3〜3.5, 白朮 3〜3.5（蒼朮も可）, 麦門冬 3〜3.5, 当帰 3, 黄耆 3, 陳皮 2〜3, 五味子 1〜2, 黄柏 1〜2, 甘草 1〜2
122	清心蓮子飲	せいしんれんしいん	蓮肉 4〜5, 麦門冬 3〜4, 茯苓 4, 人参 3〜5, 車前子 3, 黄芩 3, 黄耆 2〜4, 地骨皮 2〜3, 甘草 1.5〜2

しばり	適用
体力中等度以上の人の皮膚疾患で，かゆみが強くて分泌物が多く，時に局所の熱感があるものの次の諸症	湿疹・皮膚炎，じんましん，水虫，あせも
体力中等度で，頭痛，発熱，悪寒などがあるものの次の諸症	感冒の初期，湿疹・皮膚炎
体力中等度以下で，肩がこり，疲れやすく精神不安などの精神神経症状，時に便秘の傾向のあるものの次の諸症	冷え症，虚弱体質，月経不順，月経困難，更年期障害，血の道症[※1]，不眠症，神経症
体力中等度以下で，のぼせ感があり，肩がこり，疲れやすく，精神不安やいらだちなどの精神神経症状，時に便秘の傾向のあるものの次の諸症	冷え症，虚弱体質，月経不順，月経困難，更年期障害，血の道症[※1]，不眠症
体力中等度以下で，皮膚があれてかさかさし，時に色つやが悪く，胃腸障害はなく，肩がこり，疲れやすく精神不安やいらだちなどの精神神経症状，時にかゆみ，便秘の傾向のあるものの次の諸症	湿疹・皮膚炎，しみ，冷え症，虚弱体質，月経不順，月経困難，更年期障害，血の道症[※1]
体力中等度以上で，濃い鼻汁が出て，時に熱感を伴うものの次の諸症	鼻づまり，慢性鼻炎，蓄膿症（副鼻腔炎）
体力中等度のものの次の症状	かゆみのある痔疾
体力中等度で，便秘傾向があるものの次の症状	痔核で排便痛のあるもの
外用	切り傷，かゆみ，虫刺され，軽い床ずれ，やけど
体力虚弱で，胃腸が弱いものの次の諸症	感冒，咳
体力中等度で，咳，喘鳴，息苦しさがあり，痰が少ないものの次の諸症	小児喘息，気管支喘息，気管支炎
体力虚弱で，冷えがあって，疲労倦怠感があり，時に下痢，腹痛，めまいがあるものの次の諸症	下痢，急・慢性胃腸炎，胃腸虚弱，めまい，動悸，感冒，むくみ，湿疹・皮膚炎，皮膚のかゆみ
体力虚弱で，胃腸が弱く，やせて顔色が悪く，食欲がなく下痢が続く傾向があるものの次の諸症	食欲不振，慢性下痢，病後の体力低下，疲労倦怠，消化不良，慢性胃腸炎
体力中等度以下で，背中に冷感があり痛みがあるものの次の諸症	神経痛，関節痛，筋肉痛
体力にかかわらず使用でき，慢性化した痛みのあるものの次の諸症	顔面痛，頭痛
体力中等度以上で，赤ら顔で，時にのぼせがあるものの次の諸症	にきび，顔面・頭部の湿疹・皮膚炎，あかはな（酒さ）
体力虚弱で，疲れやすく，食欲不振，時に口渇などがあるものの次の諸症	暑気あたり，暑さによる食欲不振・下痢，夏やせ，全身倦怠，慢性疾患による体力低下・食欲不振
体力中等度以下で，胃腸が弱く，全身倦怠感があり，口や舌が乾き，尿が出しぶるものの次の諸症	残尿感，頻尿，排尿痛，尿のにごり，排尿困難，こしけ（おりもの）

処方番号	処方名	ふりがな	生薬配合量
123	清熱補気湯	せいねつほきとう	人参 3, 白朮 3〜4, 茯苓 3〜4, 当帰 3, 芍薬 3, 升麻 0.5〜1, 五味子 1, 玄参 1〜2, 麦門冬 3, 甘草 1
124	清熱補血湯	せいねつほけつとう	当帰 3, 川芎 3, 芍薬 3, 地黄 3, 玄参 1.5, 知母 1.5, 五味子 1.5, 黄柏 1.5, 麦門冬 1.5〜3, 柴胡 1.5, 牡丹皮 1.5
125	清肺湯	せいはいとう	黄芩 2〜2.5, 桔梗 2〜2.5, 桑白皮 2〜2.5, 杏仁 2〜2.5, 山梔子 2〜2.5, 天門冬 2〜2.5, 貝母 2〜2.5, 陳皮 2〜2.5, 大棗 2〜2.5, 竹茹 2〜2.5, 茯苓 3, 当帰 3, 麦門冬 3, 五味子 0.5〜1, 生姜 1, 甘草 1
126	折衝飲	せっしょういん	牡丹皮 3, 川芎 3, 芍薬 3, 桂皮 3, 桃仁 4〜5, 当帰 4〜5, 延胡索 2〜2.5, 牛膝 2〜2.5, 紅花 1〜1.5
127	洗肝明目湯	せんかんめいもくとう	当帰 1.5, 川芎 1.5, 芍薬 1.5, 地黄 1.5, 黄芩 1.5, 山梔子 1.5, 連翹 1.5, 防風 1.5, 決明子 1.5, 黄連 1〜1.5, 荊芥 1〜1.5, 薄荷 1〜1.5, 羌活 1〜1.5, 蔓荊子 1〜1.5, 菊花 1〜1.5, 桔梗 1〜1.5, 蒺藜子 1〜1.5, 甘草 1〜1.5, 石膏 1.5〜3
128	川芎茶調散	せんきゅうちゃちょうさん	白芷 2, 羌活 2, 荊芥 2, 防風 2, 薄荷葉 2, 甘草 1.5, 細茶 1.5, 川芎 3, 香附子 3〜4
129	千金鶏鳴散	せんきんけいめいさん	大黄 1〜2, 当帰 4〜5, 桃仁 4〜5
130	千金内托散	せんきんないたくさん	黄耆 2, 当帰 3〜4, 人参 2〜3, 川芎 2, 防風 2, 桔梗 2, 白芷 1〜2, 厚朴 2, 甘草 1〜2, 桂皮 2〜4（金銀花 2 を加えても可）
131	喘四君子湯	ぜんしくんしとう	人参 2〜3, 白朮 2〜4, 茯苓 2〜4, 陳皮 2, 厚朴 2, 縮砂 1〜2, 紫蘇子 2, 沈香 1〜1.5, 桑白皮 1.5〜2, 当帰 2〜4, 木香 1〜1.5, 甘草 1〜3, 生姜 1, 大棗 2（生姜, 大棗はなくても可）
132	銭氏白朮散	ぜんしびゃくじゅつさん	白朮 4, 茯苓 4, 葛根 4, 人参 3, 藿香 1, 木香 1, 甘草 1
133	続命湯	ぞくめいとう	麻黄 3, 桂皮 3, 当帰 3, 人参 3, 石膏 3〜6, 乾姜 2〜3, 甘草 2〜3, 川芎 1.5〜3, 杏仁 2.5〜4
133A	小続命湯	しょうぞくめいとう	麻黄 2〜4, 防已 2〜3, 人参 1〜3, 黄芩 2〜3, 桂皮 2〜4, 甘草 1〜4, 芍薬 2〜3, 川芎 2〜3, 杏仁 3〜3.5, 加工ブシ 0.3〜1, 防風 2〜4, 生姜 1〜3（ヒネショウガを使用する場合 4〜10）
134	疎経活血湯	そけいかっけつとう	当帰 2〜3.5, 地黄 2〜3, 川芎 2〜2.5, 蒼朮 2〜3（白朮も可）, 茯苓 1〜2, 桃仁 2〜3, 芍薬 2.5〜4.5, 牛膝 1.5〜3, 威霊仙 1.5〜3, 防已 1.5〜2.5, 羌活 1.5〜2.5, 防風 1.5〜2.5, 竜胆 1.5〜2.5, 生姜 0.5, 陳皮 1.5〜3, 白芷 1〜2.5, 甘草 1
135	蘇子降気湯	そしこうきとう	紫蘇子 3〜5（蘇葉可）, 半夏 3〜5, 陳皮 2〜3, 前胡 2〜3, 桂皮 2〜3, 当帰 2.5〜3, 厚朴 2〜3, 大棗 1〜2, 生姜 0.5〜1 または乾姜 0.5〜1, 甘草 1〜2
136	大黄甘草湯	だいおうかんぞうとう	大黄 4〜10, 甘草 1〜5
137	大黄附子湯	だいおうぶしとう	大黄 1〜3, 加工ブシ 0.2〜1.5, 細辛 2〜3
138	大黄牡丹皮湯	だいおうぼたんぴとう	大黄 1〜5, 牡丹皮 1〜4, 桃仁 2〜4, 芒硝 3.6〜4, 冬瓜子 2〜6
139	大建中湯	だいけんちゅうとう	山椒 1〜2, 人参 2〜3, 乾姜 3〜5, 膠飴 20〜64
139A	中建中湯	ちゅうけんちゅうとう	桂皮 4, 芍薬 6, 甘草 2, 大棗 4, 山椒 2, 乾姜 1, 人参 3（膠飴 20 を加えることもある）
140	大柴胡湯	だいさいことう	柴胡 6〜8, 半夏 2.5〜8, 生姜 1〜2（ヒネショウガを使用する場合 4〜5）, 黄芩 3, 芍薬 3, 大棗 3〜4, 枳実 2〜3, 大黄 1〜2

しばり	適用
体力中等度以下で，胃腸が弱いものの次の諸症	口内炎，口腔や舌のあれ・痛み，口の乾き・乾燥
体力中等度以下で，胃腸障害はなく，貧血ぎみで皮膚が乾燥しているものの次の諸症	口内炎，口腔や舌のあれ・痛み，口の乾き・乾燥
体力中等度で，咳が続き，痰が多くて切れにくいものの次の諸症	痰の多く出る咳，気管支炎
体力中等度以上で，下腹部痛があるものの次の諸症	月経不順，月経痛，月経困難，神経痛，腰痛，肩こり
体力中等度のものの次の諸症	目の充血，目の痛み，目の乾燥
体力にかかわらず使用でき，頭痛があるものの次の諸症	かぜ，血の道症*1，頭痛
体力にかかわらず使用できる	打撲の腫れと痛み
体力虚弱で，患部が化膿するものの次の諸症	化膿性皮膚疾患の初期，痔，軽い床ずれ
体力虚弱で，胃腸の弱いものの次の諸症	気管支喘息，息切れ
体力虚弱で，嘔吐や下痢があり，時に口渇や発熱があるものの次の諸症	感冒時の嘔吐・下痢，小児の消化不良
体力中等度以上のものの次の諸症	しびれ，筋力低下，高血圧に伴う症状（めまい，耳鳴り，肩こり，頭痛，頭重，頭部圧迫感），気管支炎，気管支喘息，神経痛，関節の腫れや痛み，頭痛，むくみ
体力中等度以下のものの次の諸症	しびれ，筋力低下，気管支喘息，気管支炎
体力中等度で，痛みがあり，時にしびれがあるものの次の諸症	関節痛，神経痛，腰痛，筋肉痛
体力虚弱で，足冷えや顔ののぼせがあり，息苦しさのあるものの次の諸症	慢性気管支炎，気管支喘息
体力にかかわらず使用できる	便秘，便秘に伴う頭重・のぼせ・湿疹・皮膚炎・ふきでもの（にきび）・食欲不振（食欲減退）・腹部膨満・腸内異常発酵・痔などの症状の緩和
体力中等度以下で，冷えて，時に便秘するものの次の諸症	腹痛，神経痛，便秘
体力中等度以上で，下腹部痛があって，便秘しがちなものの次の諸症	月経不順，月経困難，月経痛，便秘，痔疾
体力虚弱で，腹が冷えて痛むものの次の諸症	下腹部痛，腹部膨満感
体力中等度以下で，腹痛を伴うものの次の諸症	慢性胃腸炎，下痢，便秘
体力が充実して，脇腹からみぞおちあたりにかけて苦しく，便秘の傾向があるものの次の諸症	胃炎，常習便秘，高血圧や肥満に伴う肩こり・頭痛・便秘，神経症，肥満症

処方番号	処方名	ふりがな	生薬配合量
140A	大柴胡湯去大黄	だいさいことうきょだいおう	柴胡 6〜8, 半夏 3〜8, 生姜 1〜2（ヒネショウガを使用する場合 4〜5）, 黄芩 3〜6, 芍薬 3, 大棗 3, 枳実 2〜3
141	大半夏湯	だいはんげとう	半夏 7, 人参 3, ハチミツ 20
142	大防風湯	だいぼうふうとう	地黄 2.5〜3.5, 芍薬 2.5〜3.5, 甘草 1.2〜1.5, 防風 2.5〜3.5, 白朮 2.5〜4.5（蒼朮も可）, 加工ブシ 0.5〜2, 杜仲 2.5〜3.5, 羌活 1.2〜1.5, 川芎 2〜3, 当帰 2.5〜3.5, 牛膝 1.2〜1.5, 生姜 0.5〜1（乾姜 1 も可, ヒネショウガを使用する場合 1.2〜1.5）, 黄耆 2.5〜3.5, 人参 1.2〜1.5, 大棗 1.2〜2
143	沢瀉湯	たくしゃとう	沢瀉 5〜6, 白朮 2〜3
	竹筎温胆湯	ちくじょうんたんとう	9B 参照
	竹葉石膏湯	ちくようせっこうとう	165A 参照
144	治頭瘡一方	ぢずそういっぽう	連翹 3〜4, 蒼朮 3〜4, 川芎 3, 防風 2〜3, 忍冬 2〜3, 荊芥 1〜4, 甘草 0.5〜1.5, 紅花 0.5〜2, 大黄 0.5〜2
144A	治頭瘡一方去大黄	ぢずそういっぽうきょだいおう	連翹 3, 蒼朮 3, 川芎 3, 防風 2, 忍冬 2, 荊芥 1, 甘草 1, 紅花 1
145	治打撲一方	ぢだぼくいっぽう	川芎 3, 樸樕（または桜皮）3, 川骨 3, 桂皮 3, 甘草 1.5, 丁子 1〜1.5, 大黄 1〜1.5
	知柏地黄丸	ちばくじおうがん	166C 参照
146	中黄膏	ちゅうおうこう	ゴマ油 1,000 mL, 黄蝋 380, 欝金 40, 黄柏 20
	中建中湯	ちゅうけんちゅうとう	139A 参照
147	調胃承気湯	ちょういじょうきとう	大黄 2〜6.4, 芒硝 1〜6.5, 甘草 1〜3.2
148	丁香柿蔕湯	ちょうこうしていとう	柿蔕 3, 桂皮 3, 半夏 3, 陳皮 3, 丁子 1, 良姜 1, 木香 1, 沈香 1, 茴香 1, 藿香 1, 厚朴 1, 縮砂 1, 甘草 1, 乳香 1
149	釣藤散	ちょうとうさん	釣藤鈎 3, 橘皮 3（陳皮も可）, 半夏 3, 麦門冬 3, 茯苓 3, 人参 2〜3, 防風 2〜3, 菊花 2〜3, 甘草 1, 生姜 1, 石膏 5〜7
150	猪苓湯	ちょれいとう	猪苓 3〜5, 茯苓 3〜5, 滑石 3〜5, 沢瀉 3〜5, 阿膠 3〜5
150A	猪苓湯合四物湯	ちょれいとうごうしもつとう	当帰 3, 芍薬 3, 川芎 3, 地黄 3, 猪苓 3, 茯苓 3, 滑石 3, 沢瀉 3, 阿膠 3
151	通導散	つうどうさん	当帰 3, 大黄 3, 芒硝 3〜4, 枳実（枳殻でも可）2〜3, 厚朴 2, 陳皮 2, 木通 2, 紅花 2〜3, 蘇木 2, 甘草 2〜3
	定悸飲	ていきいん	208A 参照
152	桃核承気湯	とうかくじょうきとう	桃仁 5, 桂皮 4, 大黄 3, 芒硝 2, 甘草 1.5
	当帰飲子	とうきいんし	92D 参照
	当帰建中湯	とうきけんちゅうとう	101C 参照
153	当帰散	とうきさん	当帰 2〜3, 芍薬 2〜3, 川芎 2〜3, 黄芩 2〜3, 白朮 1〜1.5（蒼朮も可）
154	当帰四逆湯	とうきしぎゃくとう	当帰 1.8〜4, 桂皮 1.8〜4, 芍薬 1.8〜4, 木通 2〜3, 大棗 1.8〜6.5, 細辛 1.8〜3, 甘草 1.2〜2.5
154A	当帰四逆加呉茱萸生姜湯	とうきしぎゃくかごしゅゆしょうきょうとう	当帰 3〜4, 桂皮 3〜4, 芍薬 3〜4, 木通 1.5〜3, 細辛 2〜3, 甘草 1.5〜2, 大棗 4〜6.5, 呉茱萸 1〜6, 生姜 0.5〜2（ヒネショウガを使用する場合 4〜8）

しばり	適用
体力中等度以上で，脇腹からみぞおちあたりにかけて苦しいものの次の諸症	胃炎，高血圧や肥満に伴う肩こり・頭痛，神経症
体力中等度以下で，みぞおちがつかえた感じがあるものの次の諸症	嘔吐，むかつき，吐き気，悪心
体力虚弱あるいは体力が消耗し衰え，貧血ぎみなものの次の諸症	慢性関節炎，関節の腫れや痛み，神経痛
体力にかかわらず使用できる	めまい，頭重
体力中等度以上のものの顔面，頭部などの皮膚疾患で，時にかゆみ，分泌物などがあるものの次の諸症	湿疹・皮膚炎，乳幼児の湿疹・皮膚炎
体力中等度以下で，下痢傾向があるものの顔面，頭部などの皮膚疾患で，時にかゆみ，分泌物などがあるものの次の諸症	湿疹・皮膚炎，乳幼児の湿疹・皮膚炎
体力にかかわらず使用でき，腫れ，痛みがあるものの次の諸症	打撲，捻挫
外用	急性化膿性皮膚疾患（はれもの）の初期，打ち身，捻挫
体力中等度のものの次の諸症	便秘，便秘に伴う頭重・のぼせ・湿疹・皮膚炎・ふきでもの（にきび）・食欲不振（食欲減退）・腹部膨満，腸内異常発酵・痔などの症状の緩和
体力中等度以下のものの次の諸症	しゃっくり，胃腸虚弱
体力中等度で，慢性に経過する頭痛，めまい，肩こりなどがあるものの次の諸症	慢性頭痛，神経症，高血圧の傾向のあるもの
体力にかかわらず使用でき，排尿異常があり，時に口が渇くものの次の諸症	排尿困難，排尿痛，残尿感，頻尿，むくみ
体力にかかわらず使用でき，皮膚が乾燥し，色つやが悪く，胃腸障害のない人で，排尿異常があり口が渇くものの次の諸症	排尿困難，排尿痛，残尿感，頻尿
体力中等度以上で，下腹部に圧痛があって便秘しがちなものの次の諸症	月経不順，月経痛，更年期障害，腰痛，便秘，打ち身（打撲），高血圧の随伴症状（頭痛，めまい，肩こり）
体力中等度以上で，のぼせて便秘しがちなものの次の諸症	月経不順，月経困難症，月経痛，月経時や産後の精神不安，腰痛，便秘，高血圧の随伴症状（頭痛，めまい，肩こり），痔疾，打撲傷
体力中等度以下のものの次の諸症	産前産後の障害（貧血，疲労倦怠，めまい，むくみ）
体力中等度以下で，手足が冷えて下腹部が痛くなりやすいものの次の諸症	しもやけ，下腹部痛，腰痛，下痢，月経痛，冷え症
体力中等度以下で，手足の冷えを感じ，下肢の冷えが強く，下肢または下腹部が痛くなりやすいものの次の諸症	冷え症，しもやけ，頭痛，下腹部痛，腰痛，下痢，月経痛

処方番号	処方名	ふりがな	生薬配合量
155	当帰芍薬散	とうきしゃくやくさん	当帰 3〜3.9, 川芎 3, 芍薬 4〜16, 茯苓 4〜5, 白朮 4〜5（蒼朮も可）, 沢瀉 4〜12
155A	当帰芍薬散加黄耆釣藤	とうきしゃくやくさんかおうぎちょうとう	当帰 3, 沢瀉 4, 川芎 3, 芍薬 4, 茯苓 4, 蒼朮 4（白朮も可）, 黄耆 3, 釣藤鈎 4
155B	当帰芍薬散加人参	とうきしゃくやくさんかにんじん	当帰 3.5, 沢瀉 3.5, 川芎 3, 芍薬 4, 茯苓 3.5, 白朮 3（蒼朮も可）, 人参 1〜2
155C	当帰芍薬散加附子	とうきしゃくやくさんかぶし	当帰 3, 沢瀉 4, 川芎 3, 加工ブシ 0.4, 芍薬 4, 茯苓 4, 白朮 4（蒼朮も可）
156	当帰湯	とうきとう	当帰 5, 半夏 5, 芍薬 3, 厚朴 3, 桂皮 3, 人参 3, 乾姜 1.5, 黄耆 1.5, 山椒 1.5, 甘草 1
157	当帰貝母苦参丸料	とうきばいもくじんがんりょう	当帰 3, 貝母 3, 苦参 3
158	独活湯	どっかつとう	独活 2, 羌活 2, 防風 2, 桂皮 2, 大黄 2, 沢瀉 2, 当帰 3, 桃仁 3, 連翹 3, 防已 5, 黄柏 5, 甘草 1.5
	独活葛根湯	どっかつかっこんとう	24B 参照
159	二朮湯	にじゅつとう	白朮 1.5〜2.5, 茯苓 1.5〜2.5, 陳皮 1.5〜2.5, 天南星 1.5〜2.5, 香附子 1.5〜2.5, 黄芩 1.5〜2.5, 威霊仙 1.5〜2.5, 羌活 1.5〜2.5, 半夏 2〜4, 蒼朮 1.5〜3, 甘草 1〜1.5, 生姜 0.6〜1
160	二陳湯	にちんとう	半夏 5〜7, 茯苓 3.5〜5, 陳皮 3.5〜4, 生姜 1〜1.5（ヒネショウガを使用する場合 2〜3）, 甘草 1〜2
160A	枳縮二陳湯	きしゅくにちんとう	枳実 1〜3, 縮砂 1〜3, 半夏 2〜3, 陳皮 2〜3, 香附子 2〜3, 木香 1〜2, 草豆蔲 1〜2, 乾姜 1〜2, 厚朴 1.5〜2.5, 茴香 1〜2.5, 延胡索 1.5〜2.5, 甘草 1, 生姜 1〜1.5（ヒネショウガを使用する場合 3）, 茯苓 2〜3
161	女神散（安栄湯）	にょしんさん（あんえいとう）	当帰 3〜4, 川芎 3, 白朮 3（蒼朮も可）, 香附子 3〜4, 桂皮 2〜3, 黄芩 2〜4, 人参 1.5〜2, 檳榔子 2〜4, 黄連 1〜2, 木香 1〜2, 丁子 0.5〜1, 甘草 1〜1.5, 大黄 0.5〜1（大黄はなくても可）
162	人参湯（理中丸）	にんじんとう（りちゅうがん）	人参 3, 甘草 3, 白朮 3（蒼朮も可）, 乾姜 2〜3
162A	桂枝人参湯	けいしにんじんとう	桂皮 4, 甘草 3〜4, 人参 3, 乾姜 2〜3, 白朮 3（蒼朮も可）
162B	附子理中湯	ぶしりちゅうとう	人参 3, 加工ブシ 0.5〜1, 乾姜 2〜3, 甘草 2〜3, 白朮 3（蒼朮も可）
163	人参養栄湯	にんじんようえいとう	人参 3, 当帰 4, 芍薬 2〜4, 地黄 4, 白朮 4（蒼朮も可）, 茯苓 4, 桂皮 2〜2.5, 黄耆 1.5〜2.5, 陳皮（橘皮も可）2〜2.5, 遠志 1〜2, 五味子 1〜1.5, 甘草 1〜1.5
164	排膿散及湯	はいのうさんきゅうとう	桔梗 3〜4, 甘草 3, 大棗 3〜6, 芍薬 3, 生姜 0.5〜1（ヒネショウガを使用する場合 2〜3）, 枳実 2〜3
164A	排膿散	はいのうさん	枳実 3〜10, 芍薬 3〜6, 桔梗 1.5〜2, 卵黄 1 個（卵黄はない場合も可）
164B	排膿湯	はいのうとう	甘草 1.5〜3, 桔梗 1.5〜5, 生姜 0.5〜1（ヒネショウガを使用する場合 1〜3）, 大棗 2.5〜6
165	麦門冬湯	ばくもんどうとう	麦門冬 8〜10, 半夏 5, 粳米 5〜10, 大棗 2〜3, 人参 2, 甘草 2

しばり	適用
体力虚弱で，冷え症で貧血の傾向があり疲労しやすく，時に下腹部痛，頭重，めまい，肩こり，耳鳴り，動悸などを訴えるものの次の諸症	月経不順，月経異常，月経痛，更年期障害，産前産後あるいは流産による障害（貧血，疲労倦怠，めまい，むくみ），めまい・立ちくらみ，頭重，肩こり，腰痛，足腰の冷え症，しもやけ，むくみ，しみ，耳鳴り
体力虚弱で血圧が高く，冷え症で貧血の傾向があり，疲労しやすく，時に下腹部痛，頭重，めまい，肩こり，耳鳴り，動悸などを訴えるものの次の諸症	高血圧の随伴症状（のぼせ，肩こり，耳鳴り，頭重）
体力虚弱で胃腸が弱く，冷え症で貧血の傾向があり，疲労しやすく，時に下腹部痛，頭重，めまい，肩こり，耳鳴り，動悸などを訴えるものの次の諸症	月経不順，月経異常，月経痛，更年期障害，産前産後あるいは流産による障害（貧血，疲労倦怠，めまい，むくみ），めまい・立ちくらみ，頭重，肩こり，腰痛，足腰の冷え症，しもやけ，むくみ，しみ，耳鳴り
体力虚弱で，冷えが強く，貧血の傾向があり疲労しやすく，時に下腹部痛，頭重，めまい，肩こり，耳鳴り，動悸などがあるものの次の諸症	月経不順，月経異常，月経痛，更年期障害，産前産後あるいは流産による障害（貧血，疲労倦怠，めまい，むくみ），めまい・立ちくらみ，頭重，肩こり，腰痛，足腰の冷え症，しもやけ，むくみ，しみ，耳鳴り
体力中等度以下で，背中に冷感があり，腹部膨満感や腹痛・胸背部痛のあるものの次の諸症	胸痛，腹痛，胃炎
体力中等度以下のものの次の諸症	小便がしぶって出にくいもの，排尿困難
体力中等度のものの次の諸症	腰痛，手足の屈伸痛
体力中等度で，肩や上腕などに痛みがあるものの次の諸症	四十肩，五十肩
体力中等度で，悪心，嘔吐があるものの次の諸症	悪心，嘔吐，胃部不快感，慢性胃炎，二日酔
体力中等度以下で，胃腸が弱いものの次の諸症	悪心，嘔吐，胃痛，胃部不快感，胸痛
体力中等度以上で，のぼせとめまいのあるものの次の諸症	産前産後の神経症，月経不順，血の道症，更年期障害，神経症
体力虚弱で，疲れやすくて手足などが冷えやすいものの次の諸症	胃腸虚弱，下痢，嘔吐，胃痛，腹痛，急・慢性胃炎
体力虚弱で，胃腸が弱く，時に発熱・悪寒を伴うものの次の諸症	頭痛，動悸，慢性胃腸炎，胃腸虚弱，下痢，消化器症状を伴う感冒
体力虚弱で，手足の冷えが強く，疲れやすいものの次の諸症	胃腸虚弱，下痢，嘔吐，胃痛，腹痛，急・慢性胃炎
体力虚弱なものの次の諸症	病後・術後などの体力低下，疲労倦怠，食欲不振，ねあせ，手足の冷え，貧血
体力にかかわらず使用できる	化膿性皮膚疾患の初期または軽いもの，歯肉炎，扁桃炎
体力中等度以上で，患部が化膿するものの次の諸症	化膿性皮膚疾患の初期または軽いもの，歯肉炎，扁桃炎
体力中等度以下で，患部が化膿するものの次の諸症	化膿性皮膚疾患・歯肉炎・扁桃炎の初期または軽いもの
体力中等度以下で，たんが切れにくく，時に強く咳き込み，または咽頭の乾燥感があるものの次の諸症	空咳，気管支炎，気管支喘息，咽頭炎，しわがれ声

処方番号	処方名	ふりがな	生薬配合量
165A	竹葉石膏湯	ちくようせっこうとう	竹葉 1.2〜2, 石膏 4.8〜16, 半夏 1.6〜8, 麦門冬 3.4〜12, 人参 0.8〜3, 甘草 0.6〜2, 粳米 2〜8.5
	八解散	はちげさん	202D 参照
166	八味地黄丸	はちみじおうがん	散：地黄 6〜8, 山茱萸 3〜4, 山薬 3〜4, 沢瀉 3, 茯苓 3, 牡丹皮 3, 桂皮 1, 加工ブシ 0.5〜1 湯：地黄 5, 山茱萸 3, 山薬 3, 沢瀉 3, 茯苓 3, 牡丹皮 3, 桂皮 1, 加工ブシ 0.5〜1
166A	杞菊地黄丸	こきくじおうがん	散：地黄 8, 山茱萸 4, 山薬 4, 沢瀉 3, 茯苓 3, 牡丹皮 3, 枸杞子 5, 菊花 3 湯：地黄 5〜8, 山茱萸 3〜4, 山薬 4, 沢瀉 3, 茯苓 3, 牡丹皮 2〜3, 枸杞子 4〜5, 菊花 3
166B	牛車腎気丸	ごしゃじんきがん	地黄 5〜8, 山茱萸 2〜4, 山薬 3〜4, 沢瀉 3, 茯苓 3〜4, 牡丹皮 3, 桂皮 1〜2, 加工ブシ 0.5〜1, 牛膝 2〜3, 車前子 2〜3
166C	知柏地黄丸	ちばくじおうがん	地黄 8, 山茱萸 4, 山薬 4, 沢瀉 3, 茯苓 3, 牡丹皮 3, 知母 3, 黄柏 3
166D	味麦地黄丸	みばくじおうがん	地黄 8, 山茱萸 4, 山薬 4, 沢瀉 3, 茯苓 3, 牡丹皮 3, 麦門冬 6, 五味子 2
166E	六味丸 （六味地黄丸）	ろくみがん （ろくみじおうがん）	散：地黄 4〜8, 山茱萸 3〜4, 山薬 3〜4, 沢瀉 3, 茯苓 3, 牡丹皮 3 湯：地黄 5〜6, 山茱萸 3, 山薬 3, 沢瀉 3, 茯苓 3, 牡丹皮 3
167	八味疝気方	はちみせんきほう	桂皮 3〜4, 木通 3〜4, 延胡索 3〜4, 桃仁 3〜6, 烏薬 3, 牽牛子 1〜3, 大黄 1, 牡丹皮 3〜4
168	半夏厚朴湯	はんげこうぼくとう	半夏 6〜8, 茯苓 5, 厚朴 3, 蘇葉 2〜3, 生姜 1〜2（ヒネショウガを使用する場合 2〜4）
169	半夏散及湯	はんげさんきゅうとう	半夏 3〜6, 桂皮 3〜4, 甘草 2〜3
170	半夏瀉心湯	はんげしゃしんとう	半夏 4〜6, 黄芩 2.5〜3, 乾姜 2〜3, 人参 2.5〜3, 甘草 2.5〜3, 大棗 2.5〜3, 黄連 1
170A	甘草瀉心湯	かんぞうしゃしんとう	半夏 5, 黄芩 2.5, 乾姜 2.5, 人参 2.5, 甘草 2.5〜3.5, 大棗 2.5, 黄連 1
170B	生姜瀉心湯	しょうきょうしゃしんとう	半夏 5〜8, 人参 2.5〜4, 黄芩 2.5〜4, 甘草 2.5〜4, 大棗 2.5〜4, 黄連 1, 乾姜 1〜2, 生姜 1〜2（ヒネショウガを使用する場合 2〜4）
171	半夏白朮天麻湯	はんげびゃくじゅつてんまとう	半夏 3, 白朮 1.5〜3, 陳皮 3, 茯苓 3, 麦芽 1.5〜2, 天麻 2, 生姜 0.5〜2（ヒネショウガを使用する場合 2〜4）, 神麹 1.5〜2, 黄耆 1.5〜2, 人参 1.5〜2, 沢瀉 1.5〜2, 黄柏 1, 乾姜 0.5〜1（神麹のない場合も可）（蒼朮 2〜3 を加えても可）
172	白朮附子湯	びゃくじゅつぶしとう	白朮 2〜4, 加工ブシ 0.3〜1, 甘草 1〜2, 生姜 0.5〜1（ヒネショウガを用いる場合 1.5〜3）, 大棗 2〜4
173	白虎湯	びゃっことう	知母 5〜6, 粳米 8〜10, 石膏 15〜16, 甘草 2
173A	白虎加桂枝湯	びゃっこかけいしとう	知母 5〜6, 粳米 8〜10, 石膏 15〜16, 甘草 2, 桂皮 3〜4
173B	白虎加人参湯	びゃっこかにんじんとう	知母 5〜6, 石膏 15〜16, 甘草 2, 粳米 8〜20, 人参 1.5〜3
	不換金正気散	ふかんきんしょうきさん	182C 参照
174	伏竜肝湯	ぶくりゅうかんとう	伏竜肝 4〜10, ヒネショウガ 5〜8（生姜を使用する場合 1.5〜3）, 半夏 6〜8, 茯苓 3〜5
175	茯苓飲	ぶくりょういん	茯苓 2.4〜5, 白朮 2.4〜4（蒼朮も可）, 人参 2.4〜3, 生姜 1〜1.5（ヒネショウガを使用する場合 3〜4）, 陳皮 2.5〜3, 枳実 1〜2
175A	茯苓飲加半夏	ぶくりょういんかはんげ	茯苓 5, 白朮 4（蒼朮も可）, 人参 3, 生姜 1〜1.5（ヒネショウガを使用する場合 3〜4）, 陳皮 3, 枳実 1.5, 半夏 4

しばり	適用
体力虚弱で，かぜが治りきらず，痰が切れにくく，時に熱感，強い咳き込み，口が渇くものの次の諸症	から咳，気管支炎，気管支喘息，口渇，軽い熱中症
体力中等度以下で，疲れやすくて，四肢が冷えやすく，尿量減少または多尿で，時に口渇があるものの次の諸症	下肢痛，腰痛，しびれ，高齢者のかすみ目，かゆみ，排尿困難，残尿感，夜間尿，頻尿，むくみ，高血圧に伴う随伴症状（肩こり，頭重，耳鳴り）の改善，軽い尿漏れ
体力中等度以下で，疲れやすく胃腸障害がなく，尿量減少または多尿で，時に手足のほてりや口渇があるものの次の諸症	かすみ目，つかれ目，のぼせ，頭重，めまい，排尿困難，頻尿，むくみ，視力低下
体力中等度以下で，疲れやすくて，四肢が冷えやすく尿量減少し，むくみがあり，時に口渇があるものの次の諸症	下肢痛，腰痛，しびれ，高齢者のかすみ目，かゆみ，排尿困難，頻尿，むくみ，高血圧に伴う随伴症状（肩こり，頭重，耳鳴り）の改善
体力中等度以下で，疲れやすく胃腸障害がなく，口渇があるものの次の諸症	顔や四肢のほてり，排尿困難，頻尿，むくみ
体力中等度以下で，疲れやすく胃腸障害がなく，時に咳，口渇があるものの次の諸症	下肢痛，腰痛，しびれ，高齢者のかすみ目，かゆみ，排尿困難，頻尿，むくみ，息切れ，から咳
体力中等度以下で，疲れやすくて尿量減少または多尿で，時に手足のほてり，口渇があるものの次の諸症	排尿困難，残尿感，頻尿，むくみ，かゆみ，夜尿症，しびれ
体力中等度以上で，冷えがあるものの次の諸症	下腹部の痛み，腰痛，こむら返り，月経痛
体力中等度を目安として，気分がふさいで，咽喉・食道部に異物感があり，時に動悸，めまい，嘔気などを伴うものの次の諸症	不安神経症，神経性胃炎，つわり，咳，しわがれ声，のどのつかえ感
体力にかかわらず使用できる	のどの痛み，扁桃炎，のどのあれ，声がれ
体力中等度で，みぞおちがつかえた感じがあり，時に悪心，嘔吐があり食欲不振で腹が鳴って軟便または下痢の傾向のあるものの次の諸症	急・慢性胃腸炎，下痢・軟便，消化不良，胃下垂，神経性胃炎，胃弱，二日酔，げっぷ，胸やけ，口内炎，神経症
体力中等度で，みぞおちがつかえた感じがあり，時にいらいら感，下痢，はきけ，腹が鳴るものの次の諸症	胃腸炎，口内炎，口臭，不眠症，神経症，下痢
体力中等度で，みぞおちがつかえた感じがあり，はきけやげっぷを伴うものの次の諸症	食欲不振，胸やけ，吐き気，嘔吐，下痢，胃腸炎，口臭
体力中等度以下で，胃腸が弱く下肢が冷えるものの次の諸症	頭痛，頭重，立ちくらみ，めまい，蓄膿症（副鼻腔炎）
体力虚弱で，手足が冷え，時に頻尿があるものの次の諸症	筋肉痛，関節の腫れや痛み，神経痛，しびれ，めまい，感冒
体力中等度以上で，熱感，口渇があるものの次の諸症	のどの渇き，ほてり，湿疹・皮膚炎，皮膚のかゆみ
体力中等度以上で，熱感，口渇，のぼせがあるものの次の諸症	のどの渇き，ほてり，湿疹・皮膚炎，皮膚のかゆみ
体力中等度以上で，熱感と口渇が強いものの次の諸症	のどの渇き，ほてり，湿疹・皮膚炎，皮膚のかゆみ
体力にかかわらず使用できる	つわり，悪心，嘔吐
体力中等度以下で，吐き気や胸やけ，上腹部膨満感があり尿量減少するものの次の諸症	胃炎，神経性胃炎，胃腸虚弱，胸やけ
体力中等度以下で，吐き気や胸やけが強く，上腹部膨満感があり尿量減少するものの次の諸症	胃炎，神経性胃炎，胃腸虚弱，胸やけ

処方番号	処方名	ふりがな	生薬配合量
175B	茯苓飲合半夏厚朴湯	ぶくりょういんごうはんげこうぼくとう	茯苓 4～6，白朮 3～4（蒼朮も可），人参 3，生姜 1～1.5（ヒネショウガを使用する場合 4～5），陳皮 3，枳実 1.5～2，半夏 6～10，厚朴 3，蘇葉 2
176	茯苓杏仁甘草湯	ぶくりょうきょうにんかんぞうとう	茯苓 3～6，杏仁 2～4，甘草 1～2
177	茯苓四逆湯	ぶくりょうしぎゃくとう	茯苓 4～4.8，甘草 2～3，乾姜 1.5～3，人参 1～3，加工ブシ 0.3～1.5
178	茯苓沢瀉湯	ぶくりょうたくしゃとう	茯苓 4～8，沢瀉 2.4～4，白朮 1.8～3（蒼朮も可），桂皮 1.2～2，生姜 1～1.5（ヒネショウガを使用する場合 2.4～4），甘草 1～1.5
179	附子粳米湯	ぶしこうべいとう	加工ブシ 0.3～1.5，半夏 5～8，大棗 2.5～3，甘草 1～2.5，粳米 6～8
	附子理中湯	ぶしりちゅうとう	162B 参照
180	扶脾生脈散	ふひしょうみゃくさん	人参 2，当帰 4，芍薬 3～4，紫苑 2，黄耆 2，麦門冬 6，五味子 1.5，甘草 1.5
181	分消湯（実脾飲）	ぶんしょうとう（じっぴいん）	白朮 2.5～3，蒼朮 2.5～3，茯苓 2.5～3，陳皮 2～3，厚朴 2～3，香附子 2～2.5，猪苓 2～2.5，沢瀉 2～2.5，枳実（枳殻）1～3，大腹皮 1～2.5，縮砂 1～2，木香 1，生姜 1，燈心草 1～2（ただし，枳殻を用いる場合は実脾飲とする）
182	平胃散	へいいさん	蒼朮 4～6（白朮も可），厚朴 3～4.5，陳皮 3～4.5，大棗 2～3，甘草 1～1.5，生姜 0.5～1
182A	加味平胃散	かみへいいさん	蒼朮 4～6（白朮も可），陳皮 3～4.5，生姜 0.5～1（ヒネショウガを使用する場合 2～3），神麹 2～3，山査子 2～3，厚朴 3～4.5，甘草 1～2，大棗 2～3，麦芽 2～3（山査子はなくても可）
182B	香砂平胃散	こうしゃへいいさん	蒼朮 4～6（白朮も可），厚朴 3～4.5，陳皮 3～4.5，甘草 1～1.5，縮砂 1.5～2，香附子 2～4，生姜 0.5～1（ヒネショウガを使用する場合 2～3），大棗 2～3，藿香 1（藿香はなくても可）
182C	不換金正気散	ふかんきんしょうきさん	蒼朮 4（白朮も可），厚朴 3，陳皮 3，大棗 1～3，生姜 0.5～1（ヒネショウガを使用する場合 2～3），半夏 6，甘草 1.5，藿香 1～1.5
183	防已黄耆湯	ぼういおうぎとう	防已 4～5，黄耆 5，白朮 3（蒼朮も可），生姜 1～1.5（ヒネショウガを使用する場合 3），大棗 3～4，甘草 1.5～2
184	防已茯苓湯	ぼういぶくりょうとう	防已 2.4～3，黄耆 2.4～3，桂皮 2.4～3，茯苓 4～6，甘草 1.5～2
185	防風通聖散	ぼうふうつうしょうさん	当帰 1.2～1.5，芍薬 1.2～1.5，川芎 1.2～1.5，山梔子 1.2～1.5，連翹 1.2～1.5，薄荷葉 1.2～1.5，生姜 0.3～0.5（ヒネショウガを使用する場合 1.2～1.5），荊芥 1.2～1.5，防風 1.2～1.5，麻黄 1.2～1.5，大黄 1.5，芒硝 1.5，白朮 2，桔梗 2，黄芩 2，甘草 2，石膏 2，滑石 3（白朮のない場合も可）
186	補気建中湯（補気健中湯）	ほきけんちゅうとう	白朮 3～5，蒼朮 2.5～3.5，茯苓 3～5，陳皮 2.5～3.5，人参 1.5～4，黄芩 2～3，厚朴 2，沢瀉 2～4，麦門冬 2～8
187	補中益気湯	ほちゅうえっきとう	人参 3～4，白朮 3～4（蒼朮も可），黄耆 3～4.5，当帰 3，陳皮 2～3，大棗 1.5～3，柴胡 1～2，甘草 1～2，生姜 0.5，升麻 0.5～2
188	補肺湯	ほはいとう	麦門冬 4，五味子 3，桂皮 3，大棗 3，粳米 3，桑白皮 3，欵冬花 2，生姜 0.5～1（ヒネショウガを使用する場合 2～3）
189	補陽還五湯	ほようかんごとう	黄耆 5，当帰 3，芍薬 2，地竜 2，川芎 2，桃仁 2，紅花 2
190	奔豚湯（『金匱要略』）	ほんとんとう（『きんきようりゃく』）	甘草 2，川芎 2，当帰 2，半夏 4，黄芩 2，葛根 5，芍薬 2，生姜 1～1.5（ヒネショウガを使用する場合 4），李根白皮 5～8（桑白皮でも可）
191	奔豚湯（肘後方）	ほんとんとう（ちゅうごほう）	甘草 2，人参 2，桂皮 4，呉茱萸 2，生姜 1，半夏 4
192	麻黄湯	まおうとう	麻黄 3～5，桂皮 2～4，杏仁 4～5，甘草 1～1.5

しばり	適用
体力中等度以下で，気分がふさいで咽喉食道部に異物感があり，時に動悸，めまい，嘔気，胸やけ，上腹部膨満感などがあり，尿量減少するものの次の諸症	不安神経症，神経性胃炎，つわり，胸やけ，胃炎，しわがれ声，のどのつかえ感
体力中等度以下で，胸につかえがあるものの次の諸症	息切れ，胸の痛み，気管支喘息，咳，動悸
体力虚弱あるいは体力が消耗し，手足が冷えるものの次の諸症	倦怠感，急・慢性胃腸炎，下痢，吐き気，尿量減少
体力中等度以下で，胃のもたれ，悪心，嘔吐のいずれかがあり，渇きを覚えるものの次の諸症	胃炎，胃腸虚弱
体力虚弱で，腹部が冷えて痛み，腹が鳴るものの次の諸症	胃痛，腹痛，嘔吐，急性胃腸炎
体力中等度以下で，出血傾向があり，咳，息切れがあるものの次の諸症	鼻血，歯肉からの出血，痔出血，気管支炎
体力中等度以上で，尿量が少なくて，時にみぞおちがつかえて便秘の傾向のあるものの次の諸症	むくみ，排尿困難，腹部膨満感
体力中等度以上で，胃がもたれて消化が悪く，時に吐き気，食後に腹が鳴って下痢の傾向のあるものの次の諸症	食べ過ぎによる胃のもたれ，急・慢性胃炎，消化不良，食欲不振
体力中等度で，胃がもたれて食欲がなく，時に胸やけがあるものの次の諸症	急・慢性胃炎，食欲不振，消化不良，胃腸虚弱，腹部膨満感
体力中等度で，食べ過ぎて胃がもたれる傾向のあるものの次の諸症	食欲異常，食欲不振，急・慢性胃炎，消化不良
体力中等度で，胃がもたれて食欲がなく，時に吐き気があるものの次の諸症	急・慢性胃炎，胃腸虚弱，消化不良，食欲不振，消化器症状のある感冒
体力中等度以下で，疲れやすく，汗のかきやすい傾向があるものの次の諸症	肥満に伴う関節の腫れや痛み，むくみ，多汗症，肥満症（筋肉に締まりのない，いわゆる水太り）
体力中等度以下で，手足のむくみや冷えやすい傾向のあるものの次の諸症	手足の疼痛・しびれ感，むくみ，めまい，慢性下痢
体力充実して，腹部に皮下脂肪が多く，便秘がちなものの次の諸症	高血圧や肥満に伴う動悸・肩こり・のぼせ・むくみ・便秘，蓄膿症（副鼻腔炎），湿疹・皮膚炎，ふきでもの（にきび），肥満症
体力虚弱で，胃腸が弱いものの次の諸症	腹部膨満感，むくみ
体力虚弱で，元気がなく，胃腸の働きが衰えて，疲れやすいものの次の諸症	虚弱体質，疲労倦怠，病後・術後の衰弱，食欲不振，ねあせ，感冒
体力中等度以下のものの次の諸症	咳，しわがれ声
体力虚弱なものの次の諸症	しびれ，筋力低下，頻尿，軽い尿漏れ
体力中等度で，下腹部から動悸が胸やのどに突き上げる感じがするものの次の諸症	発作性の動悸，不安神経症
体力中等度以下で，下腹部から動悸が胸やのどに突き上げる感じがするものの次の諸症	発作性の動悸，不安神経症
体力充実して，かぜのひきはじめで，寒気がして発熱，頭痛があり，咳が出て身体のふしぶしが痛く汗が出ていないものの次の諸症	感冒，鼻かぜ，気管支炎，鼻づまり（使用上の注意：身体虚弱の人は使用しないこと）

処方番号	処方名	ふりがな	生薬配合量
193	麻黄附子細辛湯	まおうぶしさいしんとう	麻黄 2〜4，細辛 2〜3，加工ブシ 0.3〜1
194	麻杏甘石湯	まきょうかんせきとう	麻黄 4，杏仁 4，甘草 2，石膏 10
194A	五虎湯	ごことう	麻黄 4，杏仁 4，甘草 2，石膏 10，桑白皮 1〜3
195	麻杏薏甘湯	まきょうよくかんとう	麻黄 4，杏仁 3，薏苡仁 10，甘草 2
196	麻子仁丸	ましにんがん	麻子仁 4〜5，芍薬 2，枳実 2，厚朴 2〜2.5，大黄 3.5〜4，杏仁 2〜2.5（甘草 1.5 を加えても可）
	明朗飲	めいろういん	208B 参照
197	木防已湯	もくぼういとう	防已 2.4〜6，石膏 6〜12，桂皮 1.6〜6，人参 2〜4（竹節人参 4 でも可）
198	楊柏散	ようはくさん	楊梅皮 2，黄柏 2，犬山椒 1（細末を混和し，うすい酢または水で泥状として患部に塗る）
199	薏苡仁湯	よくいにんとう	麻黄 4，当帰 4，蒼朮 4（白朮も可），薏苡仁 8〜10，桂皮 3，芍薬 3，甘草 2
200	薏苡附子敗醤散	よくいぶしはいしょうさん	薏苡仁 1〜16，加工ブシ 0.2〜2，敗醤 0.5〜8
201	抑肝散	よくかんさん	当帰 3，釣藤鈎 3，川芎 3，白朮 4（蒼朮も可），茯苓 4，柴胡 2〜5，甘草 1.5
201A	抑肝散加芍薬黄連	よくかんさんかしゃくやくおうれん	当帰 5.5，釣藤鈎 1.5，川芎 2.7，白朮 5.3（蒼朮も可），茯苓 6.5，柴胡 2，甘草 0.6，芍薬 4，黄連 0.3
201B	抑肝散加陳皮半夏	よくかんさんかちんぴはんげ	当帰 3，釣藤鈎 3，川芎 3，白朮 4（蒼朮も可），茯苓 4，柴胡 2〜5，甘草 1.5，陳皮 3，半夏 5
202	六君子湯	りっくんしとう	人参 2〜4，白朮 3〜4（蒼朮も可），茯苓 3〜4，半夏 3〜4，陳皮 2〜4，大棗 2，甘草 1〜1.5，生姜 0.5〜1（ヒネショウガを使用する場合 1〜2）
202A	化食養脾湯	かしょくようひとう	人参 4，白朮 4，茯苓 4，半夏 4，陳皮 2，大棗 2，神麹 2，麦芽 2，山査子 2，縮砂 1.5，生姜 1，甘草 1
202B	香砂六君子湯	こうしゃりっくんしとう	人参 3〜4，白朮 3〜4（蒼朮も可），茯苓 3〜4，半夏 3〜6，陳皮 2〜3，香附子 2〜3，大棗 1.5〜2，生姜 0.5〜1（ヒネショウガを使用する場合 1〜2），甘草 1〜1.5，縮砂 1〜2，藿香 1〜2
202C	柴芍六君子湯	さいしゃくりっくんしとう	人参 3〜4，白朮 3〜4（蒼朮も可），茯苓 3〜4，半夏 4，陳皮 2〜3，大棗 2，甘草 1〜2，生姜 0.5〜1（ヒネショウガを使用する場合 1〜2），柴胡 3〜4，芍薬 3〜4
202D	八解散	はちげさん	半夏 3，茯苓 3，陳皮 2，大棗 2，甘草 2，厚朴 6，人参 3，藿香 3，白朮 3，生姜 1（ヒネショウガを使用する場合 2）
203	立効散	りっこうさん	細辛 1.5〜2，升麻 1.5〜2，防風 2〜3，甘草 1.5〜2，竜胆 1〜1.5
204	竜胆瀉肝湯	りゅうたんしゃかんとう	当帰 5，地黄 5，木通 5，黄芩 3，沢瀉 3，車前子 3，竜胆 1〜1.5，山梔子 1〜1.5，甘草 1〜1.5
205	苓甘姜味辛夏仁湯	りょうかんきょうみしんげにんとう	茯苓 1.6〜4，甘草 1.2〜3，半夏 2.4〜5，乾姜 1.2〜3（生姜 2 でも可），杏仁 2.4〜4，五味子 1.5〜3，細辛 1.2〜3
206	苓姜朮甘湯	りょうきょうじゅつかんとう	茯苓 4〜6，乾姜 3〜4，白朮 2〜3（蒼朮も可），甘草 2
207	苓桂甘棗湯	りょうけいかんそうとう	茯苓 4〜8，桂皮 4，大棗 4，甘草 2〜3

しばり	適用
体力虚弱で，手足に冷えがあり，時に悪寒があるものの次の諸症	感冒，アレルギー性鼻炎，気管支炎，気管支喘息，神経痛
体力中等度以上で，咳が出て，時にのどが渇くものの次の諸症	咳，小児喘息，気管支喘息，気管支炎，感冒，痔の痛み
体力中等度以上で，咳が強く出るものの次の諸症	咳，気管支喘息，気管支炎，小児喘息，感冒，痔の痛み
体力中等度なものの次の諸症	関節痛，神経痛，筋肉痛，いぼ，手足のあれ（手足の湿疹・皮膚炎）
体力中等度以下で，時に便が硬く塊状なものの次の諸症	便秘，便秘に伴う頭重・のぼせ・湿疹・皮膚炎・ふきでもの（にきび）・食欲不振（食欲減退）・腹部膨満・腸内異常発酵・痔などの症状の緩和
体力中等度以上で，みぞおちがつかえ，血色がすぐれないものの次の諸症	動悸，息切れ，気管支喘息，むくみ
外用	捻挫，打撲
体力中等度で，関節や筋肉の腫れや痛みがあるものの次の諸症	関節痛，筋肉痛，神経痛
体力虚弱なものの次の諸症	熱を伴わない下腹部の痛み，湿疹・皮膚炎，肌あれ，いぼ
体力中等度を目安として，神経のたかぶり，怒りやすい，いらいらなどがあるものの次の諸症	神経症，不眠症，小児夜泣き，小児疳症（神経過敏），歯ぎしり，更年期障害，血の道症[注]
体力中等度以上を目安として，神経のたかぶりが強く，怒りやすい，いらいらなどがあるものの次の諸症	神経症，不眠症，小児夜泣き，小児疳症（神経過敏），歯ぎしり，更年期障害，血の道症[注]
体力中等度を目安として，やや消化器が弱く，神経のたかぶり，怒りやすい，いらいらなどがあるものの次の諸症	神経症，不眠症，小児夜泣き，小児疳症（神経過敏），更年期障害，血の道症[注]，歯ぎしり
体力中等度以下で，胃腸が弱く，食欲がなく，みぞおちがつかえ，疲れやすく，貧血性で手足が冷えやすいものの次の諸症	胃炎，胃腸虚弱，胃下垂，消化不良，食欲不振，胃痛，嘔吐
体力中等度以下で，胃腸が弱く，食欲がなく，みぞおちがつかえ，疲れやすいものの次の諸症	胃炎，胃腸虚弱，胃下垂，消化不良，食欲不振，胃痛，嘔吐
体力中等度以下で，気分が沈みがちで頭が重く，胃腸が弱く，食欲がなく，みぞおちがつかえて疲れやすく，貧血性で手足が冷えやすいものの次の諸症	胃炎，胃腸虚弱，胃下垂，消化不良，食欲不振，胃痛，嘔吐
体力中等度以下で，神経質であり，胃腸が弱くみぞおちがつかえ，食欲不振，腹痛，貧血，冷え症の傾向のあるものの次の諸症	胃炎，胃腸虚弱，胃下垂，消化不良，食欲不振，胃痛，嘔吐，神経性胃炎
体力虚弱で，胃腸が弱いものの次の諸症	発熱，下痢，嘔吐，食欲不振のいずれかを伴う感冒
体力にかかわらず使用できる	歯痛，抜歯後の疼痛
体力中等度以上で，下腹部に熱感や痛みがあるものの次の諸症	排尿痛，残尿感，尿のにごり，こしけ（おりもの），頻尿
体力中等度またはやや虚弱で，胃腸が弱り，冷え症で薄い水様の痰が多いものの次の諸症	気管支炎，気管支喘息，動悸，息切れ，むくみ
体力中等度以下で，腰から下肢に冷えと痛みがあって，尿量が多いものの次の諸症	腰痛，腰の冷え，夜尿症，神経痛
体力中等度以下で，のぼせや動悸があり神経がたかぶるものの次の諸症	動悸，精神不安

処方番号	処方名	ふりがな	生薬配合量
208	苓桂朮甘湯	りょうけいじゅつかんとう	茯苓4〜6，白朮2〜4（蒼朮も可），桂皮3〜4，甘草2〜3
208A	定悸飲	ていきいん	李根皮2，甘草1.5〜2，茯苓4〜6，牡蛎3，桂皮3，白朮2〜3（蒼朮も可），呉茱萸1.5〜2
208B	明朗飲	めいろういん	茯苓4〜6，細辛1.5〜2，桂皮3〜4，黄連1.5〜2，白朮2〜4，甘草2，車前子2〜3
208C	連珠飲	れんじゅいん	当帰3〜4，白朮2〜4（蒼朮も可），川芎3〜4，甘草2〜3，芍薬3〜4，地黄3〜4，茯苓4〜6，桂皮3〜4
209	苓桂味甘湯	りょうけいみかんとう	茯苓4〜6，甘草2〜3，桂皮4，五味子2.5〜3
210	麗沢通気湯	れいたくつうきとう	黄耆4，山椒1，蒼朮3，麻黄1，羌活3，白芷4，独活3，生姜1，防風3，大棗1，升麻1，葱白3，葛根3，甘草1（葱白はなくても可）
210A	麗沢通気湯加辛夷	れいたくつうきとうかしんい	黄耆4，山椒1，蒼朮3，麻黄1，羌活3，白芷4，独活3，生姜1，防風3，大棗1，升麻1，葱白3，葛根3，甘草1，辛夷3（葱白はなくても可）
	連珠飲	れんじゅいん	208C 参照
	六味丸（六味地黄丸）	ろくみがん（ろくみじおうがん）	166E 参照

*1 血の道症：月経，妊娠，出産，産後，更年期など，ホルモンの変動に伴って現れる精神不安やいらだちなどの精神神経症状および身体症状のこと．

*2 しぶり腹：残便感があり，繰り返し腹痛を伴う便意を催すもののこと．

しばり	適用
体力中等度以下で，めまい，ふらつきがあり，時にのぼせや動悸があるものの次の諸症	立ちくらみ，めまい，頭痛，耳鳴り，動悸，息切れ，神経症，神経過敏
体力中等度で，時にめまい，ふらつき，のぼせがあるものの次の諸症	動悸，不安神経症
体力中等度で，時にめまい，ふらつき，動悸があるものの次の諸症	急・慢性結膜炎，目の充血，流涙（なみだ目）
体力中等度またはやや虚弱で，時にのぼせ，ふらつきがあるものの次の諸症	更年期障害，立ちくらみ，めまい，動悸，息切れ，貧血
体力中等度以下で，手足が冷えて顔が赤くなるものの次の諸症	のぼせ，動悸，空咳，のどのふさがり感，耳のふさがり感
体力中等度のものの次の諸症	嗅覚異常，嗅覚障害
体力中等度のものの次の諸症	嗅覚異常，嗅覚障害，鼻づまり，アレルギー性鼻炎，慢性鼻炎，蓄膿症（副鼻腔炎）

索　引

　一般索引

　あ

アコニチン　61
浅田宗伯　11
アルツハイマー型認知症　74

　い

医心方　11
一般用医薬品　1, 121
一般用漢方処方の手引き　12
一般用漢方製剤　5, 121
一般用漢方製剤承認基準　12
胃内停水　29
医薬品の範囲に関する基準　7
イリノテカン　104
医療用漢方製剤　121
イレウス　73, 102
陰邪　17
インターフェロン製剤　93, 98, 126
陰病　17
インフルエンザ　49, 118
陰陽　16
陰陽論　16

　う

うっ血性心不全　96

　え

栄養機能食品　8
エキス　2
エキス剤　3
　——の服用　122
エビデンスレベル　101

　お

黄疸　95

悪寒　18
オキサリプラチン　104
オクトリカブト　61
瘀血　24, 29
温補薬　40

　か

かぜ症候群　22
活血駆瘀血薬　40
過敏症　96
寒　18
肝機能障害　95, 96
丸剤　3
間質性肺炎　16, 93, 95
寒証　18
含水硫酸カルシウム　69
寒熱　16, 18
発汗法　19
漢方医学（漢方）　1, 3, 6
漢方処方　2, 43
漢方製剤　2
漢方薬　2

　き

偽アルドステロン症　94
気うつ☞気滞
気逆　24
気虚　24
気血水　24
気滞　24
機能性ディスペプシア　63, 103
機能性表示食品　8
気薬　40
虚　18
胸脇苦満　28
虚実　16, 17
去湿薬　40
禁忌　93, 98
金匱要略　10
金元医学　10

　く

駆瘀血薬　40, 57, 70, 129
グレリン　63, 104
君臣佐使　43
君薬　43

　け

桂枝湯類　44, 123
啓迪集　11
血　24
血虚　24
血薬　40
解表　32
解表薬　40, 47
下法　23
原因療法　31
健康食品　7
健康保険　1

　こ

抗がん剤　103
考証学派　11
黄帝内経　10
口内炎　56
合方　33, 134
五行　20
五行論　20
後世方派（後世派）　11
五臓　20
古方派　11
五味　35
根拠に基づいた医療　101
芩連剤　55, 126

　さ

柴胡剤　51, 125
サプリメント　7, 9
佐薬　43

生薬名索引

処方名索引

現代医療における漢方薬（改訂第3版）

2008 年 4 月 15 日	第 1 版第 1 刷発行	監　修 日本生薬学会
2015 年 3 月 10 日	第 1 版第 6 刷発行	発行者 小立健太
2016 年 1 月 5 日	第 2 版第 1 刷発行	発行所 株式会社 南江堂
2019 年 9 月 1 日	第 2 版第 5 刷発行	☎113-8410 東京都文京区本郷三丁目 42 番 6 号
2020 年 2 月 25 日	第 3 版第 1 刷発行	☎(出版)03-3811-7198 （営業)03-3811-7239
2023 年 2 月 20 日	第 3 版第 3 刷発行	ホームページ https://www.nankodo.co.jp/

印刷・製本 小宮山印刷工業

装丁　葛巻知世（Amazing Cloud Inc.）

Practical *Kampo* Medicines

Ⓒ The Japanese Society of Pharmacognosy, 2020